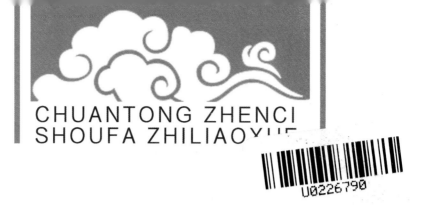

CHUANTONG ZHENCI
SHOUFA ZHILIAOXUE

U0226790

传统针刺手法治疗学

主编 方晓丽

副主编 赵耀东 杜小正

兰州大学出版社

图书在版编目(CIP)数据

传统针刺手法治疗学 / 方晓丽主编. —兰州:兰
州大学出版社,2014.1
ISBN 978-7-311-04404-6

Ⅰ.①传… Ⅱ.①方… Ⅲ.①针刺疗法 Ⅳ.
①R245.3

中国版本图书馆 CIP 数据核字(2014)第 016922 号

责任编辑　陈红升　张　萍
封面设计　李鹏远

书　　名　**传统针刺手法治疗学**
作　　者　方晓丽　主编
出版发行　兰州大学出版社　（地址:兰州市天水南路 222 号　730000）
电　　话　0931-8912613(总编办公室)　0931-8617156(营销中心)
　　　　　0931-8914298(读者服务部)
网　　址　http://www.onbook.com.cn
电子信箱　press@lzu.edu.cn
印　　刷　兰州瑞昌印务有限责任公司
开　　本　787 mm×1092 mm　1/16
印　　张　10.25
字　　数　190 千
版　　次　2014 年 2 月第 1 版
印　　次　2014 年 2 月第 1 次印刷
书　　号　ISBN 978-7-311-04404-6
定　　价　25.00 元

(图书若有破损、缺页、掉页可随时与本社联系)

前　言

　　传统针刺手法是中医针灸学中重要的组成部分，是针灸临床取效的关键。千百年来，对针刺手法颇具造诣的历代针灸先贤，在《内经》《难经》等经典理论的指导下，经过大量临床实践，不断继承和推陈出新，逐步发展形成针灸学术流派中的针法派，为提高针灸临床疗效，丰富和发展针灸医学，做出了不可磨灭的贡献。

　　我国已故著名针灸学家郑魁山先生是当代针刺手法领域的杰出代表，被誉为"中国针灸当代针法研究之父"和"西北针王"。郑魁山先生及其父郑毓琳先生创立的郑氏针法举世闻名、蜚声海内外，历经四代传承，不断创新发展，形成了郑氏针法针灸学术流派，并入选第一批全国中医药学术流派传承工作室建设项目。郑氏针法学术流派围绕传统针刺手法的应用与创新，形成了独具特色的针灸临床诊疗"理、法、方、穴、术"完整的学术体系。其不仅对中国传统针刺手法中的单式、复式手法有所发展，更在此基础上创制了独门家传绝技；以中医八纲辨证、八法治病的理论原则为指导，结合数十年的临床经验，努力探索针刺手法结合配穴的临证应用规律，创立了汗、吐、下、和、温、清、消、补的"针灸治病八法"体系；精湛之手法配以精当之选穴，临证治疗各种疑难病症力专而效宏，使辨证、选穴、手法有机结合，从而确立了针灸临床的辨证思维及临证施治方法。

　　本书以郑氏"针灸治病八法"体系以及郑氏针法的临床应用为基础，以不同以往的角度提出了传统针刺手法治疗学的概念和定义，传统针刺手法的运用原则及传统针刺手法的临证配穴原则与方法。以期解读和彰显传统针刺手法及郑氏针法的临床诊疗特色和优势，为传统针刺手法的传承与应用提供借鉴。

编　者
2013 年 9 月

目 录

第一章 概论 ……………………………………………………………… 001

　　第一节 传统针刺手法治疗学的定义、内容 ……………………001

　　第二节 传统针刺手法的起源、形成和发展 ……………………001

　　第三节 传统针刺手法的基础理论与运用原则 …………………009

第二章 传统针刺手法的临床配穴原则与方法 …………………………020

　　第一节 按部配穴法 ………………………………………………020

　　第二节 按经配穴法 ………………………………………………022

　　第三节 按时配穴法 ………………………………………………024

　　第四节 临床常见证候和疾病治疗的针刺手法与主、配穴选择规律 …………028

第三章 针灸治病八法 ……………………………………………………044

　　第一节 汗法 ………………………………………………………044

　　第二节 吐法 ………………………………………………………045

　　第三节 下法 ………………………………………………………046

　　第四节 和法 ………………………………………………………047

　　第五节 温法 ………………………………………………………048

　　第六节 清法 ………………………………………………………049

　　第七节 补法 ………………………………………………………050

　　第八节 消法 ………………………………………………………051

第四章 创新针刺手法及其临床应用 ·················· 052

第一节 热补、凉泻法及临床应用 ·················· 052

第二节 温通针法及临床应用 ·················· 057

第三节 郑氏家传针刺手法及临床应用 ·················· 062

第五章 传统针刺手法的现代研究 ·················· 062

参考文献 ·················· 149

第一章　概　论

第一节　传统针刺手法治疗学的定义、内容

传统针刺手法是指中医针灸古典医籍记载的徒手运用毫针刺激人体的一定部位（腧穴），并运用各种特定的操作技巧和手法以达到调整阴阳、防治疾病的一类针刺方法的统称。针刺手法包括揣穴、进针、循切以及进针后的操作（得气、辨气、行气、守气、补泻）和出针等，其中针刺补泻手法是传统针刺手法的核心内容。

传统针刺手法治疗学是研究传统针刺手法的操作方法术式和针刺补泻手法的配穴与临床应用（主治病症）及其机理，以及研究如何通过练习掌握运用传统针刺手法的一门学科。

针刺手法十分重要，没有辨证配穴，抓不住病机，没有精练手法，就做不到针到病除。《黄帝内经》《难经》中关于针法早有理论指导，历代针灸大家都有发挥，但在初学时往往有明于书未必明于心、明于心未必明于手的困难，临床操作必须坚持理论与实践相结合，精练手法。作为针灸医生，必须掌握理、法、方、穴、术五个要领。这个术，即手法。清朝李守先认为针灸之难，"难不在穴，在手法耳"。

临床应用传统针刺手法具有取穴少、见效快、减少治疗频次、缩短疗程以及对疑难病症有良效等优点，因而获得了历代针灸大家的一致认可和重视，千百年来一直是针灸治病防病的重要手段而薪火相传，方兴未艾。

第二节　传统针刺手法的起源、形成和发展

一、刺法的起源

传统针刺手法最早起源于我国的旧石器时代。自人类能运用双手制造出简单的劳

动工具起,即从类人猿进化为人类时,刺法也就随之萌芽了。针刺操作需用一定的工具,古代最早的针具称为"砭石"。随着时代的发展,冶炼技术逐步提高,针具得到不断的改进,针刺的方法和式样也日趋多样化。

在远古时代,我们的祖先为了生活的需要,利用一些简单的、不需要加工的石块作为生活和日常的用具,这就是旧石器时代。后来,勤劳聪慧的祖先,在不断的劳动实践中,经过经验的积累又逐渐能够加工制造出各种不同形状的石斧、石刀和石针等工具,演变进化到新石器时代。

砭石,就是古代的石器。《说文解字》说:"砭,以石刺病也。"砭石是用细洁光滑的小石块磨制而成,用于医疗的原始工具,可以看作是最初的针具。有关砭石的记载很多,如《山海经·东山经》曰:"高氏之山,其上多玉,其下多箴石。"晋郭璞注:"可以为砥(砭)针,治痈肿者。"《素问·异法方宜论》曰:"东方之域……其病皆为痈疡,其治宜砭石。"唐朝王冰注:"砭石,谓以石为针也。"《素问·宝命全形论》曰:"制砭石大小。"北朝全元起注:"砭石者,是古外治之法,有三名,一针石,二砭石,三镵石,其实一也。古来未能铸铁,故用石为针。"《灵枢·玉版》篇曰:"故其已成脓血者,其唯砭石铍锋之所取也。"《礼记·内则》注:"古者,以石为箴,所以刺病。"这些记载都说明,砭石起源于新石器时代,最初是用来划破痈肿、排脓、放血的工具,后来逐渐发展成针灸治疗的工具。为适合穿刺或切割的需要,砭石的形状亦趋多样化,或者有锋,或者有刃,故又称针石或镵石。

砭石的实物,近年在考古工作中有了新的发现。砭石的形状有刀形、针形、剑形等,多出土于新石器时代到春秋战国时代(公元前770—公元前221年)。如1963年在内蒙古自治区多伦旗头道洼新石器时代遗址出土了1根磨制石针,长4.5厘米,一端有锋,呈四棱锥形,一端扁平有弧刃,刃部宽0.4厘米,中身有四棱略扁,横断面呈矩形。经考古与医史工作者鉴定,这枚石针出于距今10000年至4000年前的新石器时代,认为它是针刺的原始工具——砭石。因其四棱锥形的一端,与目前常用的三棱针具有同样特征,可以刺进软组织以放血;弧刃的一端,可以切开痈肿以排脓;针身略扁,可使指持端正,适于纵向切割:这恰恰有力地证实了文献的考证。又如山东省徽山县两城山出土的东汉画像石有4块刻有半人半鸟的神物,手握一针形器物,刺向患者肢体。根据出土文物和文献记载证实,"砭石者,亦从东方来"(《素问·异法方宜论》),砭石发明于我国山东一带,后来才逐渐推广到各地。

针刺手法是伴随着针刺的产生就萌芽了,早在旧石器时代(远古到10000年前),我们祖先就开始利用粗加工的石器,如使用刮削用的石器、尖状石器等切开痈肿,排脓放血及拍打、按摩身体来治疗疾病。新石器时代(10000年到4000年前),随着石器制造技术的进步,产生了专门用于医疗的砭石,从考古发现其形态有剑形、刀形、针形等多种,有的砭石呈锥形,很类似《黄帝内经》所说的圆针和锋针,有的形如小剑酷似铍针。这反映我们的祖先伴随着创造砭石,就已经开始了针刺方法的研究。最早的研究是针对不同的疾病选用不同的针具来治疗的。随着时代的发展,针具得到不断的改进,针刺的方法也日趋多样化。

二、刺法的形成

刺法的形成与生产力的发展有着密切的关系。古代的针具除砭石外,还可能有骨针、竹针。根据考证,大约在山顶洞人文化时期,已能用石刀等工具制造比较精细的骨针。在距今六七千年前的新石器时代遗址中,发现有各种形式的骨针,有的一端有尖,另一端无孔,有的两端都磨尖。这样的骨针,很可能被人们用作医疗工具。此外,从古代"箴"字的字形推求,在古代某一时期,一定有竹制针具的存在。到了仰韶文化时期,黄河流域发展了彩陶文化,故出现了陶针,直至目前广西壮族尚保存有这种针具,可能是古代的遗风。

在夏、商、周时代,古人类发明了冶金术,冶炼技术进入了青铜器时代。由于青铜器的广泛应用,为针具的改进和提高提供了物质条件,于是就有金属针具如青铜针的出现。《黄帝内经》中记述的"九针",就是萌芽于这个时期。但由于生产力的限制,出现九针之后,还沿用原有的石针。《帝王世纪》就有关于"伏羲制九针"的记载,"九针者,亦从南方来"(《素问·异法方宜论》),似指我国南方地区多从事金属针具的制造,这都反应当时有各种针具的史实。所以,《黄帝内经》中九针与砭石并提。春秋时代出现了铁器,冶铁术又有了进一步的发展与提高,自战国到秦汉,砭石才逐渐被九针取代。

针刺的工具从砭石发展到九针标志着针法的形成,在《黄帝内经》中多篇涉及九针的应用及其所形成的理论,如《灵枢·九针十二原》、《灵枢·九针论》、《灵枢·官针》、《灵枢·刺节真邪论》和《素问·针解》中均有载述。九针有其不同的形状、大小、用途、治疗范围和操作方法,《灵枢·官针》中所言:"九针之宜,各有所为,长短大小,各有所施也。"随着针灸事业的发展,针刺器具和针刺方法不断地改进和提高,有人在古代九针的基础上又发明了"新九针"。

从砭石到九针经历了一个漫长的历史时期,从出土的文物也可以得到证实。1972年,在河南新郑市的一座春秋战国时期的郑韩故城遗址,出土过1枚砭石,长6.3厘米,一端卵圆,另一端呈三棱锥形,锋尖缺损,直径0.7~0.8厘米,横断面微呈椭圆形,这枚砭石两端的形状与《灵枢》所载的员针、锋针极为相似。虽比较粗笨,但展示出由砭石演变为九针的过渡。

1978年,在内蒙古自治区达拉特旗树林召公社,从一批古铜器中发现了1根青铜针,据考证,这是战国至西汉时期的器物。这根针长4.6厘米,中身有四棱,横断面呈菱形。与头道洼砭石比较,两者形状大小都非常相似,显而易见它继承了砭石的形状,后被命名为"青铜砭针"。虽然这根青铜针行世之时,我国中原地区已进入铁器时代,但这个发现证明,在青铜器时代肯定使用过青铜制造的针灸工具。

1968年,在河北满城县西汉刘胜墓中发掘出医用金针4根、银针5根(残缺),即为九针的一部分实物。金针长6.5~6.9厘米;针柄断面呈矩形,柄上有小圆形穿孔;针身比针柄细,断面皆为圆形;针锋形状各异。经鉴定,1根是锋针,2根是古毫针,1根很可能是古代员利针,这4根金针都有较长的扁四棱形针柄,这种针柄以手指挟持不易松动,便于使针刺端正。与头道洼砭石和树林召公社青铜针比较,尽管外形不同,但用手指挟持的部位都呈四棱形,说明它们之间是一脉相承的。5根银针已经残损,无法辨认其主貌。内有1根上部虽残而下部完好,残长5.3厘米,比金针粗,横断面为圆形,末端钝圆无锋,参照文献可以断定是古代的锃针。金针与银针的发现,证明早在2000多年前我们的祖先就已应用金、银制造医疗工具。

虽然从远古制砭石到伏羲氏制九针,经历了近万年的漫长岁月,但针刺手法的真正形成,有文字可见者是春秋、战国、秦汉至三国的历史时期(公元前722—公元280)。《黄帝内经》总结了春秋、战国及秦以来的医学成就,以阴阳、五行、脏腑、经络、精神、气血等为主要内容,用整体和辨证的观点、人与自然相应的观点,论述人体的生理、病理,疾病的诊断、治疗原则,针灸的治疗和操作方法等,从而奠定了中国医药学、针灸学乃至针刺手法的理论基础和基本方法,迄今为止,临床使用的各种针刺手法,尽管在千余年中得到了不断的丰富和发展,但追溯起来,无不出于《黄帝内经》之根基。

《黄帝内经》是祖国医学最早的经典著作之一,它总结了春秋战国及秦以来的医学成就。它对人与自然、生命的起源、形神的关系、疾病的发生和防治各方面都分别做了详尽的论述。它丰富的理论体系,为祖国医学奠定了理论基础,其中有关针灸部分,一直到现在还是针灸医学应遵循的法则。《灵枢》中的经络学说为针灸各科论证疾病,提供了可靠的理论依据。关于人体365个穴位的分布概况,《素问·气穴论》篇做了主要的介绍,关于刺法《黄帝内经》中的论述,更是丰富多彩:针刺的器具,持针的法则,刺法的分类,得气,补泻的原则,补泻手法,针刺剂量的掌握,针刺的宜忌,针刺医师应具备的条件以及某些疾病的针刺方法等,有关针刺的各个方面非常详尽,无一疏漏。可以说经千余年发展至今的各种针刺手法(百余种)都是在《黄帝内经》的基础上丰富发展而来,并未出《黄帝内经》之范畴。

(一)《黄帝内经》对传统针刺手法的形成做出的贡献

在针具方面:《灵枢·九针十二原》阐述了大针、长针、毫针、铍针、锋针、员针、员利针、镵针、锃针等九种针具。这九种针具有不同的形状、不同的操作方法、不同的适应病症。如毫针主治热病、痛痹，操作方法要求"静以徐往，微以久留之而养"。"徐往"就是缓慢行针，"微以久留之而养"就是留针以补。

在进针方法方面：《灵枢·九针十二原》首先提出"右主推之，左持而御之"，即刺手与押手配合的进针方法。

在得气方面：《黄帝内经》还具体描述了得气的临床表现和促使得气的基本手法。如在针刺时，有的"气滑"，有的"气涩"；施行补泻时，因"百姓之血气，各不同形"，故针刺后有"或神动而气先针行，或气与针相逢，或针已出而气独行"。但总需求"以气至为故"，唯"气至而有效"。这些对于"气"与"得气"的描述，成为针刺手法的依据，形成了针刺手法的理论基础。

在刺法方面：《灵枢·官针》篇载有九刺（输刺、远道刺、经刺、络刺、分刺、大写刺、毛刺、巨刺、焠刺）、十二刺（偶刺、报刺、恢刺、齐刺、扬刺、直针刺、输刺、短刺、浮刺、阴刺、傍针刺、赞刺）、五刺（半刺、豹文刺、关刺、合谷刺、输刺）等多种刺法计26种，开创了各种针刺手法的先河。篇中的基本针刺手法至今在临床上仍然被广泛应用。

在针刺补泻方面：《灵枢·九针十二原》《经脉》《根结》《终始》《官能》《素问·保命全形论》《调经论》等对针刺补泻手法的施术原则和操作方法做了较全面的阐述。诸如捻转补泻、开阖补泻、呼吸补泻、徐疾补泻、迎随补泻，以及摄、爪、切、按、扪、进、退、弹、摇、动等均有所述及。如《素问·离合真邪论》说"必先扪而循之，切而散之，推而按之，弹而弩之，抓而下之，通而取之，外引其门，以闭其神，呼尽内针，静以久留，以气至为故，如待所贵，不知日暮，其气以至，适而自护，候吸引针，气不得出，各在其处，推阖其门，令神气存，大气留止，故名曰补。"为后世的单式补泻和复式补泻方法奠定了基础。

在其他方面：《素问·针解篇》《素问·刺要论》《灵枢·小针解篇》等还进一步论述了针刺中的治神、守神、调气、行气，进针方向与深浅，留针及出针等基本方法和原则。

（二）《难经》对传统针刺手法的形成做出的贡献

《难经》是继《黄帝内经》之后的一部重要医著。全书八十一难中，有三十二难涉及针灸。

在针刺手法上，进一步强调左右手配合。如《难经·七十八难》说："知为针者信其左，不知为针者信其右。"《难经·七十一难》说："刺阴者，先以左手摄按所针荥俞之处，气散乃内针。"

在补泻手法上，《难经》不仅发展了《黄帝内经》的迎随补泻、提插补泻，还对补虚泻实提出了子母补泻法、泻南补北法。即是以五输穴为基础，以阴阳五行生克学说为指导，而建立的一套配穴补泻方法。

(三)古代的医疗实践丰富了针刺手法

从春秋战国至三国时期的名医都精通针灸,长于针术,他们的医疗实践大大丰富了针刺手法,促进了针刺手法的形成。如秦国名医医缓、医和"精于针石"。扁鹊和弟子子阳"厉针砥石,以取三阳五会使虢太子死而复生"。张仲景常用针刺治疗伤寒和杂病"宜针引阳气","随其实而取之"。三国名医华佗尤善用针,他治病行针深知"刺之而气不至,无问其数;刺之而气至,乃去之,无复针"。他治曹操头风,"每发,心乱目眩,佗针鬲,随手而差";治死胎,"今当与汤,并针一处,此死胎必出"。

从而可以看出,传统针刺手法的形成,是《黄帝内经》《难经》的作者总结前人的经验并加以系统整理,并在历代医家的不断实践总结发展中逐步形成的。

三、刺法的发展

从晋代(281年)至现代都可以认为是针刺手法的发展时期。一般认为晋代—北宋(281—1126年)是一般发展时期,南宋—清(1127—1821年)是全盛发展时期,清末—新中国成立前是衰落时期,新中国成立后是振兴时期。特别在近二十年,是传统针刺手法发展的黄金时期。

《黄帝内经》全面总结了上古以来的刺法与补泻手法,奠定了刺法发展的基础。《难经》补充了《黄帝内经》的刺法理论。金元明医家在刺法上各有特点,完善了祖国医学的针刺方法。明末杨继洲集历代刺法之大成,系统总结了古代刺法。具体是:《黄帝内经》在刺法上主要有九刺、十二刺、五刺,在补泻方法上有徐疾、呼吸、迎随、开阖、捻转、提插等;《难经》强调双手配合,提出推纳为补、动伸为泻的补泻原则;何若愚倡导子午流注纳甲法;窦汉卿主张十四字手法;陈会擅长催气手法;徐凤善于运用一系列复式补泻手法;高武首推子午流注纳子法;杨继洲总结下针十二法,下手八法以及刺有大小,有大补大泻、平补平泻等,对于传统针刺手法的发展起到了推波助澜的作用。

(一)晋代—北宋(281—1126年)

晋代至北宋的这段时间,出现过许多著名针灸学家。如六朝的范汪,宋朝的支法存,隋唐的徐文伯,唐代的孙思邈、杨上善、王冰,北宋的王惟一等。史书记载有针灸专著70多种,但大多遗失。现存的《肘后备急方》、《千金要方》、《外台秘要》、《铜人腧穴针灸图经》等著作中,对针刺手法的论述却不多,故属一般性发展。

不过,徐文伯擅长针刺补泻。曾与后废帝刘昱同诊一双胞胎孕妇,用针泻足太阴(三阴交),补手阳明(合谷)的方法使胎下,曾被传诵一时。孙思邈是一位"知针知药"的良医,他在《备急千金要方》中对锋针、毫针、大针、火针、温针、燔针的操作方法有较详细的论述。在《千金翼方》中遵《黄帝内经》之旨,提出"凡用针者,虚则实之,满则泻之,宛陈则除之,邪甚则虚之……补泻之时以针为之,重则为补,轻则为泻,虽有分寸,得气即止……凡病,皆为血气壅滞不得宣通,针以开通,灸以温暖之"。孙思邈的重、轻补泻法和针泻灸补法对后世的影响很大。

(二)宋代—清代

宋代至清代,是针灸医家和针灸专著辈出的全盛时期。著名针灸医家有王执中、何若愚、滑伯仁、张介宾、徐凤、汪机、高武、杨继洲等。针灸专著有《针灸资生经》《子午流注针经》《扁鹊心书》《针灸大全》《针灸问对》《针灸聚英》《针灸大成》《针灸逢源》等等。它们对针刺手法进行了系统的研究,使其得到了很大的发展。

在发展刺法上独树一帜的是金人何若愚。他所著的《流注指微赋》,倡用子午流注针法,提出经穴行针时间结合呼吸次数的接气通经法,认为"针入贵速,即入徐进;出针贵缓,急则多伤"。这些对后世的刺法影响很大,为时间针刺学和时间补泻法奠定了基础。

另外,在发展针刺手法上贡献很大的是金元时期的窦汉卿。他在所著的《针经指南》中,以《标幽赋》《手指补泻》《流注八法》等篇而名噪一时。他提出的"动、退、搓、进、盘、摇、弹、捻、循、扪、摄、按、爪、切"十四字手法,以及得气、神朝、透穴等法,是经《黄帝内经》《难经》之后,对针刺手法的又一次总结。

明人徐凤,撰《针灸大全》六卷,其内收集单式手法十四种,复式手法十四种,成为"发明窦太师针法"的专著。书中对十四字针法做了简要的论述。说"爪而切之,下针之法;摇而退之,出针之法;动而进之,催针之法;循而摄之,行气之法;搓则病去,弹则补虚;肚腹盘旋,扪为闭穴;沉重豆许曰按,轻浮豆许曰提。一十四法,针要所备。补者一退三飞,真气自归;泻者一飞三退,邪气自避"。

另外,在《金针赋》中的复式手法有龙虎升腾、青龙摆尾、白虎摇头、苍龟探穴、赤凤迎源、子午捣臼、龙虎交战、阴中隐阳、阳中隐阴、烧山火、透天凉、进气、留气、抽添等多种,为复式手法之高潮。

明代著名医家汪机,撰《针灸问对》三卷,以自问自答的形式,对53个针灸专题进行了答疑,所答有理有据,并多有发挥。对有争议的问题,也常直言不讳,提出自己的见解,发前人之未发。

《针灸大成》,是对明以前针灸的一次大总结,在杨继洲《卫生玄机秘要》的基础上,又充实了一大部分材料。

直到现代,言针刺手法最详的仍首推《针灸大成》。《针灸大成·卷四》在全面介绍了《黄帝内经》补泻、《难经》补泻、《神应经》补泻等方法后,还详细论述了家传杨氏补泻。书中讨论了36个与针刺手法有关的问题。《三衢杨氏补泻》是杨家秘传的针刺手法,载有

12种进出针法,8种单式手法,24种复式手法,共计44种。这些手法虽多是前贤所倡,但杨氏在继承过程中,进行了整理、研究和创新,故别具一格,自成体系,成为后人研习针刺手法的重要文献。杨氏在《经络迎随设为问答》中,就针刺手法的一些理论问题,提出了许多精辟的见解。他认为,"经脉十二,络脉十五,外布一身,为气血之道路也。其源内根于肾,乃生命之本也。根于内而布散于外,犹树木之有根本,若伤其根本,则枝叶亦病矣",故而针刺之要,"宁失其穴,勿失其经;宁失其时,勿失其气",主张"用针之法,候气为先"。因此,提出了留气、提气、通经接气、调气等多种催气、行气的针刺方法。针刺时只有达到"徐推其针气自往,微引其针气自来"的境界,才能扶正气,攻邪气,取得较好的针刺疗效。杨氏还认为,阴阳两气"相易而居",针刺原理在乎调阴阳之气,使之平秘。他说:"有平补平泻,谓其阴阳不平而后平也……有大补大泻,唯其阴阳俱有盛衰,内针于天地部内,俱补俱泻。必要经其内外相通,上下相接,盛其乃衰,此名调阴换阳,一名接气通经,一名从本引末……"这就从根本上阐明了刺法的原理和补泻的目的,对现代研究针刺手法很有指导意义。所以说,杨继洲不愧为精于针刺手法的一代大师。

清代的针灸学专著远不如明代丰富多彩。多数承袭前人之说,缺乏创新。唯清代李学川撰有《针灸逢源》,书分六卷。除卷一、二载有《黄帝内经》针刺手法,卷三记述《难经》子母补泻及《医经溯洄集》"泻南方补北方"等论述外,还收集窦汉卿、徐凤、高武、陈会等针刺手法的内容。不仅资料丰富,还开拓了针灸学术研究的思路,把视野放宽到针灸专业著作以外的其他医学文献中。这对针刺手法理论的探讨,颇有裨益。

清朝末年(1822年),道光皇帝下令"针刺火灸,究非奉君所宜,太医院针灸一科,著永远停止"。从此针灸学便开始衰落。国民党通过的《废止旧医以扫除医事卫生之障碍案》,更使针灸处于逆境之中,受到严重摧残。此时,一批中医界和针灸界的仁人志士,以特有的胆识和勇气,仍支持和推动针灸的发展。雷少逸、罗哲初、黄灿、周树冬、朱琏、鲁之俊等一批针灸学家,仍对针刺手法进行了许多研究。值得特别提出的是清末周树冬的遗著《金针梅花诗钞》,对针法进行了全面深入的论述。对九刺、十二节刺、五刺、缪刺、散刺等《黄帝内经》的刺法,均有详解。还提出了单式针刺手法19种,复式针刺手法13种,另载梅花派导气法4种,各家补泻法11种,共计47种。其中有不少是梅花派独特的手法。这是继《针灸大成》之后又一部重视针刺手法,并有所创见的针灸学专著。

20世纪50年代后,针灸学术有了很大的发展。针刺手法的研究也步入了一个新的历史时期,从文献考察到临床观察,从实验研究到规律性的探索均做了大量的工作。目前对传统针刺手法越来越重视,因为它与针刺治疗的效果有着直接的关系,对阐明经络理论和针麻原理都是十分有益的。此外,针刺方法在结合了物理治疗和药物注射等法后,也获得了新的发展。应用较广泛的有针刺与电结合的电针、电热针、穴位电兴奋、微波针灸,以及小剂量药物做穴位注射的水针和穴位埋线、结扎、割治等。一些以一定部位为选穴范围的针法也有所发展,应用较广泛的有耳针、头针、腕踝针,其他如面针、鼻针、手针等。这些方法不仅扩大了针刺治疗的范围,而且推动了针灸医学的发展。

特别是近二十年,涌现出了郑魁山、陆瘦燕、承淡安、楼百层、师怀堂、余仲权、杨甲三等优秀的针灸专家。他们不仅在针刺手法上、针具的改良和创新上有了很大的发展,而且与现代医学密切结合起来,用神经学说、内分泌学说、免疫学说来解释和印证针刺手法的科学性、优越性、实用性,为针灸学的发展,为针灸走向世界做出了杰出的贡献。

第三节 传统针刺手法的基础理论与运用原则

一、传统针刺手法的基础理论

（一）调和阴阳是传统针刺手法的总则

《素问·阴阳应象大论》:"阴阳者,天地之道也,万物之纲纪,变化之父母,生杀之本始。"故阴阳学说是中医用以认识自然,概括生理现象、病理变化的基础理论。它反映出机体内部的统一、机体和外界环境相适应的整体观,说明疾病发生、发展的机制,有效地指导中医诊断、治疗、处方、用药的临床实践活动。

针刺治疗和其他中医治疗方法一样,也以协调阴阳为原则。《灵枢·根结》云:"用针之要,在于知调阴与阳。调阴与阳,精神乃光。"《难经·七十二难》云:"调气之方,必在阴阳。"故针刺治疗,不论是取穴还是手法操作,都必须遵循协调阴阳的总则来进行。

就取穴而言,《素问·阴阳应象大论》云:"故善用针者,从阴引阳,从阳引阴。以右治左,以左治右。"即是说,高明的针灸医生,往往是病在阴经,取阳经的穴位治疗;病在阳经,取阴经的穴位治疗。病在左侧,取右侧的穴位治疗;病在右侧,取左侧的穴位治疗。从而使阴阳平衡而达到治疗的目的。《黄帝内经》中的缪刺、巨刺,就是受这种理论指导的。

就操作方法而言,《素问·阴阳应象大论》云:"左右者,阴阳之道路也。"阴气左行,阳气右行;阳者主外,阴者主内。《针灸大成》云:"左转从阳,能行诸阳;右转从阴,能行诸阴。"也就是说,转针时拇指向上,向左外转从阳,故为补;拇指向下,向右内转属阴,故为泻。"夫营卫者,阴阳也。经言阳受于四末,阴受于五脏。故泻者,先深后浅,从内持而出之;补者先浅后深,从外推内而入之",即提插法中的泻法应先深后浅,补法则应先浅后深,所谓"阳下之为补,阴上之为泻"。

　　就针刺的深浅部位而言，《灵枢·终始》篇云"病痛者，阴也……深刺之"，"痒者，阳也，浅刺之"。《灵枢·阴阳清浊》篇云"刺阴者，深而留之；刺阳者，浅而疾之"。即病邪轻浅的在表属阳，当用毛刺、络刺；病邪深重的在里属阴，当用经刺、分刺、输刺等深刺法。

　　就病证而言，《灵枢·终始》篇云："阴盛而阳虚，先补其阳，后泻其阴而和之；阴虚而阳盛，先补其阴，后泻其阳而和之。"即是说，对寒热相杂、虚实相兼的病证，就应当辨证而施治。或先补后泻，或先泻后补。具体做法，可在一经中补泻同施，也可在两经之中补泻同施，还可在一穴中补泻同施，如子母补泻法。

　　（二）通调经脉是传统针刺手法的根本

　　《灵枢·海论》云："夫十二经脉者，内属于五脏，外络于肢节。"《灵枢·本脏》云："经脉者，所以行血气而营阴阳，濡筋骨，利关节者也。"可见，经络系统是"沟通表里，联络脏腑；运行气血，营养周身；抗御外邪，保卫机体"的完整系统。它通过手足阴阳表里经脉的相互连接，使气血营卫运行周身，周而复始，循环往复。针刺手法作为针刺疗法的基本技术，关键在于"通其经脉，活其气血，营其逆顺出入之会（穴位）"。也就是说，针刺经脉、腧穴，采用不同的方法操作，应根据经脉循行逆顺而定，即《难经·七十二难》"所谓迎随者，知营卫之流行，经脉之往来也，随其逆顺而取之"。

　　这样，迎随补法以针向顺经而刺为法，捻转补法以针体顺经而捻为法，旨在加强经脉气血往来流行。相反，迎随泻法以针向逆经而刺为法，捻转泻法以针体逆经而捻为法，旨在抑制经脉气血往来流行。如此进行针刺的补泻，则可通经络，行气血，纠正十二经脉气血流行太过或不足的病理变化。

　　可见，经脉循行上下往来的流注情况，是迎随补泻方法的理论基础。其中，宗《黄帝内经》者，则候气待时而施；宗《难经》者，不强调流注时刻，可根据经脉循行逆顺进行。

　　此外，通经络、调气血的作用机理，不仅可用于解释针刺补泻手法的原理，而且对《灵枢·官针》篇中有关刺法的应用，也有一定的指导意义。如篇中的刺络、豹纹刺适用于血热邪实之证，赞刺适用于外伤瘀血或血肿，焠刺、分刺、恢刺、关刺适用于经筋病症，毛刺、半刺等浅刺法则适用于皮部的病症。

　　（三）辨证施治是实施针刺手法的前提和依据

　　辨证，它是中医临床施治的前提和依据。针灸治疗只是中医临床施治的一种方法，同样也必须在中医基础理论指导下，把望、闻、问、切四诊可取得的临床资料进行分析归纳，从而做出正确的辨证，在辨证的基础上，选穴处方，采用不同的针刺手法来进行合理的治疗。特别是补泻手法，必须在虚实证候认定时才能施行，否则就会犯虚虚实实之戒，造成"补泻反则病益笃"的不良后果。

1.八纲辨证与针刺手法

阴阳:(总纲)

辨证	阴证	阳证
主要症状	颜面苍白、暗淡、恶寒,不渴,懒言,声音低微,大便溏稀,小便清长	颜面潮红、有光,发热,烦热,口渴,呼吸迫促,声音洪亮,大便秘结,小便短赤
脉象	沉细微弱	洪大滑
舌诊	舌质淡,舌苔白	舌质红,舌苔黄
取穴	阴经穴为主	阳经穴为主
手法	针刺补法,深刺而久留针,出针宜缓	针刺泻法,浅刺而不留针,出针宜速

表里:(部位的内外,病情的轻重)

辨证	表证	里证
主要症状	怕冷,发热,四肢痛,无汗或有汗	高热不怕冷,烦躁,神昏,谵语,呕吐,口渴,便秘或泄泻
脉象	浮或浮数	沉或沉数
舌诊	舌苔薄白	舌苔黄
取穴	风池、风府、曲池、合谷	随其病位选穴
手法	浅刺疾出	深刺久留

寒热:(疾病的性质)

辨证	寒证	热证
主要症状	怕冷喜暖,口不渴或渴喜热饮,面色苍白,手足不温,大便溏薄,小便清长	发热喜凉,口渴喜冷饮,面目红赤,大便秘结,小便短赤
脉象	迟或迟细	数或洪数或细数
舌诊	舌质淡,舌苔白滑	舌质红,舌苔黄而干燥
取穴	光元、气海、足三里等	实热取大椎、曲池、十宣等,虚热取太溪、复溜、三阴交等
手法	针刺补法(烧山火)深刺而久留针	针刺泻法(透天凉)浅刺疾出或刺络放血

虚实:(正邪盛衰、强弱)

辨证	虚证	实证
主要症状	精神萎靡,面色苍白,形体消瘦,心悸,自汗,盗汗,大便溏稀,小便频数或不禁	烦躁,胸腹胀满,疼痛拒按,大便秘结,里急后重,小便不通或淋漓涩痛
脉象	无力	有力
舌诊	舌质淡,无苔	舌质红,苔厚腻
取穴	阴虚取太溪,阳虚取关元,气虚取气海、足三里,血虚取膈俞	宜辨证循经取穴
手法	针刺补法	针刺泻法

对病证复杂的情况,尤其应当具体问题具体分析,辨证施治。如先寒后热,里热表寒,里实表虚者,宜先补后泻,用阳中隐阴法;先热后寒,里热表寒,里实外虚者,宜先泻后补,用阴中隐阳法等。再如,不虚不实病证,则取本经腧穴,用徐入徐出的导气法。

2.脏腑经络辨证与针刺手法

脏腑辨证是根据脏腑生理功能、病理表现,对疾病症状进行分析、归纳,判断其病机、病位、病性及正邪盛衰情况的辨证方法。脏腑辨证指导针刺治疗,主要在辨证取穴和循经取穴方面,针刺手法则宜根据虚实寒热施用。

经络辨证方法,对针刺手法也有一定意义。如经穴按诊法,用切、按、循、摄等法在经穴部位寻找压痛、寒温、结节、凹陷和皮疹等异常变化,作为辨证论治的依据,目前都应用于指导皮肤针和穴位射疗法。

3.因人制宜与针刺手法

根据病人性别、年龄、体质等不同特点,指导针刺治疗。采取相应的针刺手法,居于因人制宜治则的范畴。

(四)郑魁山教授临证要诀

临床治疗,病情复杂,要辨证施治,要分辨阴阳、表里、寒热、虚实,要调和阴阳,通里达表,清热散寒,补虚泻实,扶正祛邪,根据病证的具体情况,抓住病机,辨证配穴,分主次先后给以针灸治疗,才能达到治愈病证的目的。

针灸治疗疾病,首先通过四诊对病情进行详细的了解,然后利用八纲、脏腑、经络等辨证方法,进行综合分析,根据病因、病位、病机判断出是何证候,从而确定针灸治疗原则和治疗方法,以配伍相应的穴位,采用适当的手法,这一系列的过程,都是在阴阳五行学说指导下进行的。阴阳用以说明事物的对立统一,五行则说明事物的内在联系。

1.临床诊断注重四诊合参

所谓四诊是指望、闻、问、切。望者望其神、色、形、态;闻者闻其声音,嗅其气味;问者问其自觉症状、发病经过、治疗情况;切音切其脉搏,探查相应部位。由于中医诊断是由外审内,通过人体外部的征象,而诊断内部变化,所以不能只凭某个方面的变化而断定是某种病,应注意四诊合参,综合分析各方面的症状,找出规律性的东西为辨证施治提供有意义的资料。在这个过程中,经络学说是基础,阴阳五行学说是理论工具。

经络内属脏腑,外络肢节,是人体阴阳保持平衡、各组织器官保持紧密联系,并适应自然界变化的重要道路。病邪可通过经络由表及里,人体内部病变亦可通过经络反映于体表,所以说经络学是基础。十二正经随着五脏六腑的归属,也与阴阳五行有了联系,形成阴中有阳,阳中有阴,阴阳之中有五行,五行之中亦有阴阳,这样一个纵横交错,既复杂又系统的连锁性结构,临证时只有按阴阳五行学说纵横两个方面去分析、归纳才能起到执简驭繁的作用。所谓纵向是按本脏(腑)所属归类,如肝为将军之官,性动而急,藏魂、藏血,以血为本,以气为用,体阴用阳,性喜条达,主疏泄。在体为筋,开窍于目,在志为怒,和胆互为表里,两经循行于胁肋部……按其所属归于五行为纵向。人体脏腑功能活动并不是孤立的,而是相互影响的,按阴阳五行的生、克、乘、侮,又产生了横向联系。

2.临床辨证治疗注重八纲辨证,重视"八法"的应用

疾病的类别可以用阴证和阳证两大类来概括;疾病的性质有热证,有寒证,有虚证有实证;病位的深浅,有表,有里。在针刺手法上,寒证用烧山火法,热证用透天凉法,虚证可选用相应的补法,实证可采用相应的泻法,病位在里可深刺,病位在表可浅刺。古代尚有平刺应肺,豹纹刺应心,关刺应肝,合谷刺应脾,输刺应肾,五刺应五脏的记载。如能注意按阴阳五行生、克、制、化的规律配伍相应的穴位,就能收到良好的效果。例如目眩头痛中肝经实火配行间,用凉泻法,取其实则泻其子之意;金不制木配足三里,用补法,取其培土生金,金复抑木之意;水不涵木配太溪、照海,用补法,以滋水涵术,大补肾水。

郑老以中医八纲辨证、八法治病的理论原则为指导,结合自己数十年的临床经验,创立了汗、吐、下、和、温、清、消、补的针刺治病八法配穴和处方,在针灸学理、法、方、穴、术各个环节的长期临床实践中,以中医基础理论辨证论治、治疗"八法"为指导,探索针灸配穴和针刺手法的应用规律,总结出一套独特见解,以及相关针刺手法二龙戏珠、喜鹊登梅、老驴拉磨、金钩钓鱼、白蛇吐信、怪蟒翻身、金鸡啄米、鼠爪刺等,从而确立了针灸治病的辨证思维及临证施治手法,使辨证、选穴、手法有机结合,为后学者的学习和实践提供了理论依据。郑老认为,针刺手法是临床取得疗效的关键之一。在《郑氏针灸全集》中,不仅详细介绍了各类针法,还将他长期临证实践对手法操作上的心得体会及实验观察,都详细加以说明,如提插、搓捻、关闭、搜刮、飞推、拨动、弹震、盘摇、循摄、搬垫、停留、压按等行针手法的应用技巧和适应病证。

二、传统针刺手法的操作运用原则

(一)准确取穴、双手配合是实施针刺手法的先决条件

脏腑—经络—腧穴,是一个不可分割的整体。脏腑在内,腧穴在外。当脏腑有病时,可以通过经络从腧穴上反映出来;针刺体表的腧穴,可以通过经络的作用,给脏腑以良性的刺激而达到治病的目的。可见,所有针刺手法的实现,一定要通过人体的特定部位——腧穴,并给以一定的刺激才能实现,而且要通过经络的转输,以调节人体的阴阳、气血,改善人体的脏腑功能,从而达到治疗疾病的目的。所以,针刺手法的应用,必须在

掌握了经络、腧穴等理论的基础上，才能更好地发挥作用。《灵枢·九针十二原》云："节之交，三百六十五会，知其要者，一言而终，不知其要，流散无穷。所言节者，神气之所游行出入也。非皮肉筋骨也。"

《灵枢·官能》篇云："是故工之用针也。知气之所在，而守其门户，明于调气，补泻所在，徐疾之义，所取之处。"全面正确地理解和认识经络与腧穴的本质，对于我们掌握传统针刺手法的临床应用、提高疗效是至关重要的问题。

1.经络实质的现代研究

经络理论是古代医家在长期医疗实践的基础上，借助中国古代哲学中的阴阳五行学说，通过取类比象的方法形成的，借以阐述人体脏腑组织之间生理、病理的复杂联系，以及人体与环境之间的相互关系，基于经络理论的治法有效性已被临床广泛证实。新中国建立后，医学、生理学、生物物理学等多学科工作者从不同角度进行了广泛研究，提出了关于经络本质的种种假说。应当说，60多年的研究成果是辉煌的，但关于经络本质研究的思路和方法问题也日益凸现，成为近年来经络研究的焦点和热点。

中医理论认为，"经脉者，所以决死生而处百病，调虚实，不可不通"。经络作为人体的一种联络调控系统，具有反映和调节人体生理、病理状态的功能，在中医诊断和治疗中均发挥重要的作用。

人体是一个动态平衡的复杂巨系统，中医疾病的概念就是这个系统偏离了平衡。经络系统的这种平衡调控能力有一定限度，当受到较大的干扰(外邪、情志等)使人体远离平衡态时，通常经络自身的调控能力难以将机体调整到平衡态，这就需要通过外部干预的手段(针灸、药物等)促使机体恢复到平衡状态。穴位是经络系统中一些特殊的部位，是中医辨证诊病的窗口、针灸治疗的作用点和中医各种干预的调节点。穴位区所具有的相对特异性的生物微结构必有其潜在的生物学意义，对人体的平衡和健康可能起到信息调控的作用，其在病理状态下的功能与结构变化是探究人体这些特殊部位诊断和调节功能奥秘的钥匙，有待于从宏观和微观的不同角度，使用多学科的手段进行深入研究。同时，在临床实践中，通过检测正常状态和病理状态下穴位的各种客观指标及其在针灸、中药等治疗干预前后的变化，找出描述经络平衡的疗效评价参数，并运用系统科学的方法，建立经络动力学系统模型和相应的诊断与疗效评价体系。

2.强调双手行针

郑魁山教授认为，针感的好坏、疗效的好坏，与定穴准确与否、揣穴找到感觉与否密切相关。因此，主张针刺前用(左手)手指在穴位处进行揣、按、循、摸，目的是揣摸肌肉的厚薄、孔穴的大小、指感的位置，从而准确确定穴位。另外，还可以分拨妨碍进针的肌腱、血管，以确定进针的方向和深浅。此即《难经·七十八难》所云："知为针者信其左，不知为针者信其右。当刺之时,先用左手压按所针荥俞之处。"《灵枢·九针十二原》云:"右主推之,左持而御之。"指出右手将针刺入穴位时,左手要同时配合加以辅助。《难经》对此做了进一步的阐述和发挥。《七十八难》云:"知为针者信其左;不知为针者信其右。当刺之时,必先以左手厌按以针荥俞之处,弹而弩之,爪而下之,其气之来如动脉状,顺针而刺之。"

《八十难》中说:"左手见气来至,乃内(纳,推进)针,针入见气尽,乃针出。是谓有见如入,有见如出也。"说明左右双手的协调配合,不仅仅是单指进针一方面,而是要在针刺的整个过程(从进针、候气、催气、得气、守气、补泻到出针等整个过程)。所以双手行针法为后世针灸家广泛应用。

郑魁山双手行针的特点:

(1)左手揣穴,右手辅助:是以左手拇指或食指揣摩被针穴处肌肉之厚薄,孔隙之大小,以确定进针的方向和深浅,并将妨碍进针的肌腱、血管等组织分开。遇到关节、筋骨覆盖的穴位,右手握住患者肢体行左右旋转、滚摇、屈伸、抬举等活动,使穴位暴露,左手按住穴位,以备右手进针。《灵枢·邪气藏府病形篇》云:"刺此者,必中气穴,无中肉节,中气穴则针游于巷,中肉节则皮肤痛。"

具体方法(揣穴法):

①指切法:宣散局部气穴,避免疼痛、固定穴位和协助持针的右手躲避肌腱血管的作用。

②按压法:肌肉丰盈疏松时,要用左手五指并拢或排开向下用力,将肌肉压平,以防移位,便于进针。如中脘穴,中指按压中脘,其他四指排开将腹部压平,称"五穴取一"。

③分拨法:有肌腱、血管处,要用手指向前后或左右推拨,使其分开而按住穴位,如内关穴。

④旋转法:有骨骼、肌腱、血管覆盖的穴位,令患者将有关的部位旋转,使其被覆盖的穴位充分显露,以指按穴。如养老穴,令患者屈肘,掌心朝面,小指侧向内旋转,尺骨小头桡侧显示出的陷窝处即为本穴。

⑤滚摇法:关节部位,左手以拇指掐住穴位,右手牵拉患者肢体远端,行左右或上下滚摇,使其关节松弛,指下便可揣清穴位,如阳池穴。

⑥升降法:关节部位,如解溪穴,以左手固定肢体,拇指紧掐此穴,右手握住足尖,上下摇动,以松动关节,便可揣清穴位。

(2)右手进针,左手候气:为了进针准确、无痛,得气快,常用指切速刺法,用左手拇指或食指紧切针刺部位,右手持针迅速刺入1~2分,再缓慢进针,左侧押手不动,随时触及针下气至冲动,候到气至,即时应用手法,不能错过时机。针内睛明常用压针缓进法,以左手拇指和中指或拇指和食指分开上下眼,右手持针,在眼球鼻侧泪之边缘半月皱襞上缓慢将针压入1~1.5寸(不做捻转提插)。

(3)左手关闭,气至病所:右手将针刺入穴位以后,左手一旦触到针下气至冲动,为使针感向上传导,左侧押手用关闭法,按在针穴的下方,右手的针向上推进,两手配合,同时努力,才能使感觉传到预定点出所或病所。使用补泻手法后,患者有舒适的感觉时,要用守气法,根据病情需要保持多长时间,就使感觉保持多长时间,这是针刺手法取得疗效的关键。

在以上揣穴、进针、候气、气至病所和守气几个方面的实践中,都不能只靠右手,不用左手,否则穴位不易揣准,针感不易控制。因此,在针灸临床上,双手配合,重用左手,有重要意义。

(二)针刺得气是传统针刺手法的基本要求

临床实践证明,针刺得气是治疗效果的关键。《灵枢·九针十二原》云"气至而有效,效之信,若风之吹云","刺之要,气至而治"。《标幽赋》云"气速至而速效,气迟至而不治"。说明得气与不得气,以及得气的迟速,将决定疾病疗效的好坏和转归。因此,针灸医生都特别重视得气。可以毫不夸张地说,针灸治疗疾病的所有手段,都是围绕得气(包括气至病所)而进行的。针刺手法,更是如此。

1.得气

得气也就是针刺后的一些感觉,它是由医患双方在针刺过程中分别产生的自我感觉组成的,病人感到酸、胀、重、麻、凉、热,上下传导,触电感、跳跃感、虫行感、气流感、水泡感和不自主的肢体活动等。感觉的性质与机体反应性、疾病的性质和针刺部位密切有关。一般是敏感强壮者反应强,迟钝虚弱者反应弱。指趾末端多痛;四肢肌肉丰厚处多酸、麻、胀困,易出现触电感、跳跃感,向上下传导,远端放散等;头面腹部多为沉压感;腰背多酸胀感。寒证虚证为阴,得气后多为酸、麻、痒;热证实证为阳,得气后多为胀、触电样。总之,因人、因时、因病而异,无固定的形式和统一的指征。

医者感到(医者感觉到和观察到的现象):针下沉紧,如鱼吞钩手感,用手触摸腧穴周围,可感到肌肉由原来的松弛变为紧张,有的还会感到肌肉跳跃或蠕动,某些原来因病而痉挛的肌肉可由紧张变为松弛等。正如《标幽赋》所云:"气之至也,如鱼吞钩饵之沉浮;气未至也,如闲处幽堂之深邃。"得气后病人常会感到舒适,由皱眉、咧嘴、呼喊等痛苦表情转为平静,有的人以针局部或经脉循行部位还会出现出汗、红晕、汗毛竖立、起鸡皮疙瘩等现象。

得气是手法的基本要求,《灵枢·九针十二原》说:"刺之而气不至,无问其数,刺之而气至,乃去之而勿复针。"不论任何情况,针刺必须得气,得气以后才能出针,停止治疗,这就是本段经文的意思。因此《黄帝内经》十分重视候气、守气,注意气至的状态变化,以便正确把握时机,促使气至病除。如《素问·宝命全形论》中"静意视义,观适之变,是谓冥冥莫如其形,见其乌乌,见其稷稷,从见其飞,不知其谁,状如横弩,起如发机。经气已至,慎守勿失,深浅在志,远近若一,如临深渊,手如握虎,神无营于众物"就是对针下感觉的论述。其大意是说:医生要静静地体定针下的感觉,尽管针感无形可见,但只要感到针下有一簇沉紧的力涌来,即为得气,气来时很急,去时很快,因此要集中精力,密切观察,把握进一步手法的时机。

得气的快慢还与体质、气候等有着一定的关系。凡患者体质较强,在气候温暖的情况下,针刺容易得气;相反,如患者体质较弱,在气候寒冷的情况下,针刺就不容易得气。《素问·八正神明论》中"是故天温日明,则人血淖液而卫气浮,故血易泻,气易行;天寒日阴,则人血凝泣而卫气沉",即指出天时与气血运行关系密切。《灵枢·行针第六十七》云:"黄帝问于岐伯曰:'余闻九针于夫子,而行之于百姓,百姓之血气各不同形,或神动而气先针行,或气与针相逢,或针已出气独行,或数刺乃知,或发针而气逆,或数刺病益剧,凡此六者,各不同形,愿闻其。'"

2.得气的辨别(辨气)

在得气时,医生又必须根据各种针下感觉的辨别,来指导进一步手法的使用,这就是辨气。《灵枢·终始》说"邪气来也紧而疾,谷气来也徐而和",《灵枢·小针解》说"言实与虚,若有若无者,言实者有气,虚者无气也"。辨气不仅要求辨气之至与不至,还必须辨别气之正邪、病之寒热、人之虚实。一般而言:气已至,针下沉重、涩滞、紧实;气未至,针下轻浮、感觉不灵。正气来,则徐徐而来,有柔和之感;邪气来,则针下感到急迫而紧。寒证,留针时针体自动向腧穴深入;热证,针刺时针体自动向外部移动(又称顶针)。虚证,针下松弛,如插豆腐感,针感每多迟缓;实证,针下沉紧,甚则捻针涩滞不利。此外还可在进针前,先用左手拇、食指在腧穴上轻轻弹几下,再用指甲爪切,待气来感指下跳动,再行进针。同时,可根据左手切穴感觉的有力或无力,或潮涌或流散来帮助辨气。这也是《难经》中强调双手进针时左手的作用之一。

3.得气的临床意义

自古以来,历代医家都十分重视得气和气至病所,甚至把它作为判断针灸医生水平高低的一个标准。如《灵枢·九针十二原》说:"粗守关,上守机。"《灵枢·小针解》解释道:"粗守关者,守四肢而不知血气正邪之往来也;上守机者,知守气也。"

得气是针刺补泻手法的基础。任何针刺补泻手法都必须在得气的基础上实施,否则就达不到补泻的治疗效果。

（三）营卫深浅逆顺往来是针刺补泻手法的核心

1.补泻分清营卫（荣卫补泻法）

《难经·七十六难》曰："当补之时，从卫取气；当泻之时，从营置气。"这是关于针刺补泻法的基本理论。营卫代表一定的处所、部位。"卫气先行皮肤，先充脉络"（《灵枢·经脉》），分布在浅部；营气"独得行于经隧"（《灵枢·营卫生会》），分布在深部。因为营卫之气由深出浅，其浮而外者是卫气，也是阳气；沉而深者是营气，也是阴气。针刺补法，要把浅部的阳气向内部按纳，因而用以按（插）为主的手法，即紧按慢提；泻法则要把深部的阴气往外部引伸，因而用以提为主的手法，即紧提慢按。《难经·七十难》所说的"初内（纳）针，浅而浮之，至心肺之部，得气，推内之，阳也"，"初下针，沉之，至肝肾之部，得气，引持之，阴也"，就是这一意思，可知这一理论是后来提插补泻的依据。

2.明辨经络

明辨经络是施行针灸治疗的首要问题。要达到调理气血、扶正祛邪的目的，就必须分析经络的分布和联系。在刺法中，例如浅刺和深刺与病邪留于经络的深浅有关，上病下取，下病上取，左病取右，右病取左，与经络的循行有关，而经络气血流注的顺逆情况，则是针刺方向的依据。《灵枢·本输》所说"凡刺之道，必通十二经络应所终始，络脉之所别处，五输之所留，六腑之所与合……阔数之度，浅深之状，高下所至"，指出针刺补泻的运用即以经络理论为指导。

十二经络气血流注，不仅有其路线走向规律，又有其流注时刻规律。按照气血流注时刻而施行的补泻手法，都发端于《内经》理论。《灵枢·营气》篇指出，营气行于经脉之中，常营无已，终而复始，依十二经脉循行路线而递次。以营气流注盛衰时刻，作为针刺补泻的施行法则，则产生了纳支补泻（又称十二经流注时刻补母泻子迎随补泻法）。《内经》各篇指出，卫气行于脉外，白昼散布于头面、躯干、四肢的体表部分，夜间则蕴藏而运行于体腔内脏，上下往来不以期。以候卫气而刺为法，则又产生《灵枢·卫气行》篇中的迎随补泻：刺实者，刺其来也，刺虚者，刺其去也。此言卫气存亡之时，以候虚实而刺之，是故谨候气之所在而刺之，是谓逢时。可见经脉循行上下往来的流注情况，是迎随补泻法的理论基础。

此外，经络辨证方法，对针刺手法也有一定意义。如经穴按诊法，用切按、循摄导法在经穴部位寻找压痛、寒温、结节、凹陷和皮疹异常变化，作为辨证论治的依据，目的都是指导皮肤针和穴位注射疗法。如经穴电测定法，是利用经穴测定仪测定原穴、井穴、络穴、背俞等特定穴导电量变化的方法，用以推测各经气血盛衰，也可指导临床治疗。

（四）气至病所是针刺补泻手法取效的关键

《灵枢·九针十二原》曰："刺之要，气至而有效。效之信，若风之吹云。"《针灸大成·

经络迎随设为问答》曰："有病远道者,必先使气直到病所。"临床实践证明,针刺感应通过一定方向和距离,达到患病之处后,常会收到良好的效果,如立刻镇痛,迅速解除某些功能障碍等。反之,针刺感应不能达到病处者,疗效则差。故针灸家无不把行气看作是提高临床疗效的关键所在。行气,就是针刺得气后进一步使气循经而行乃至达到病所的方法(又称运气法、引气法、气至病所法等),有通血气、调营卫、提高针刺疗效的作用,常用于远道穴位。操作时可采用按、压、弩倒、添、通经接气、针向迎随等法,促使和引导经气上下出入,沿经络循行路径向患病之处传导。

第二章　传统针刺手法的临床配穴原则与方法

第一节　按部配穴法

传统针刺手法的按部配穴是指结合身体腧穴的一定部位进行配穴的一种形式,以充分发挥腧穴的局部治疗作用和远端治疗作用。一般情况下,全身腧穴中头面、胸腹和腰背部腧穴多产生局部治疗作用,而四肢、肘、膝关节以下的腧穴基本上都有远端治疗作用,这在一定程度上体现了经络学说的标本根治理论。按部配穴总体上可分为局部配穴法、上下配穴法、前后配穴法、左右配穴法、三部配穴法等。

一、局部配穴法

局部配穴法是对于病变部位比较明确、比较局限的病症以及某些器质性病变,可以在病变的局部选取相关穴位采用局部配穴法,以疏调病变局部的经络之气。如头痛配百会、四神聪、太阳、头维,面瘫配攒竹、人迎、地仓、颊车、下关,胃痛配中脘、上脘、下脘,膝关节病配内外膝眼、鹤顶、阳陵泉、阴陵泉等,这是临床上最为常用的配穴方法。

二、上下配穴法

上下配穴法中的上指上肢或腰部以上,下指下肢或腰部以下。上下配穴法是指将上肢与下肢或腰部以上与腰部以下的穴位配合起来进行治疗疾病的一种配穴方法。正如《灵枢·终始》篇所说的"病在上者下取之,病在下者高取之,病在头者取之足,病在足者取之腘",就是上下配穴法的典范。例如各种原因导致的牙痛,上取合谷,下配内庭;胸腹满闷,上取内关,下配公孙;头项强痛,上取大椎,下配昆仑;子宫脱垂,上取百会,下配气海等。

三、前后配穴法

前后配穴法又称腹背阴阳配穴法,是将身体前后部位所在腧穴相互配伍的方法,在《黄帝内经》中称为偶刺。例如胃脘疼痛,前取中脘、梁门,后配胃俞;咳嗽、气喘,前取天突、膻中,后配肺俞、定喘;月经不调,前取气海、关元,后配命门、肾俞。凡此种种,均属于前后配穴法。

另外俞募配穴法也属于前后配穴法,是前后配穴法当中的特例。因为背腧穴分布在人体之后,募穴分布于人体之前,故而两者结合在一起,就属于前后配穴法。此种配穴方法主要用来治疗五脏六腑的病症。比如心俞配巨阙能治疗心脏的病变,脾俞配章门能治疗脾脏的病变,膀胱俞配中极能治疗膀胱的病变等等,都属于俞募配穴法,同样也属于前后配穴法。

俞募配穴法的应用根据有两点:

一是腧穴和募穴都是脏腑之气输注或汇聚之处,与脏腑关系极为密切,既可反应脏腑的疾病,又可调节脏腑功能治疗脏腑病。如《难经·六十七难》说:"阴病行阳,阳病行阴,故令募在阴,俞在阳。"这就是说,功能失调属阴的脏病,常在属阳的腰背部腧穴出现压痛、敏感区或硬结等异常现象,功能失调的腑病,常在属阴的胸腹部募穴出现压痛、敏感区和硬结等异常现象。

二是遵照《素问·阴阳应象大论》所说:"故善用针者,从阴引阳,从阳引阴。"可见腧穴和募穴可调节脏腑之阴阳。所谓从阴引阳,即属于阳腑病的病气,常出现于阴分的募穴,多用来治疗属阳的腑病。所谓从阳引阴,即五脏病,常反应于阳分的背腧穴,可用来治疗属阴的脏病。在临床上病变是复杂的,往往脏病及腑,腑病及脏,或虚实并见,寒热错杂,故可俞募同用,以加强调节脏腑的功能。

四、左右配穴法

由于十二经脉的循行分布是左右对称的,有的还具有左右交叉的特点,所以左右配穴法就是将人体左右两侧的腧穴配合起来运用的一种方法,正如《素问·阴阳应象大论》里所说"以右治左,以左治右",就是左右配穴法。左右配穴法与《灵枢·官针》中的"巨刺"、"缪刺"相类似,故又称"交经缪刺法"。

经络在人体呈左右对称分布,保持着相对的平衡。在病理情况下,如果一侧虚而不足,另一侧就显得实而有余。反之,如果一侧实而有余,另一侧就显得虚而不足。这就可以用左右配穴法来补虚泻实。如金元时期窦汉卿在《针经指南·标幽赋》说:"交经缪刺,左有病而右畔取。"

左右配穴法在临床运用时既可以左右交叉取（左病取右或右病取左），也可以左右对称取（左右同取）。此法对于治疗头痛、牙痛、风湿痹痛、扭伤以及面瘫、半身不遂等病症常有独到之处。疼痛发作针对侧，痿证后期刺健侧，以调节左右气血，促使经络平衡。左右交叉配穴多用于治疗头面疾患，如左侧面瘫取同侧地仓、颊车，配右侧合谷、手三里；右侧偏头痛取同侧太阳、头维，配左侧外关、足临泣。左右对称配穴多用于治疗内脏疾患，例如胃痛取双侧梁门、足三里，咳喘取双侧肺俞、膏肓等。

五、三部配穴法

三部配穴法就是在病变的局部、邻近和远端同时选穴，配伍成方（古称"天、人、地三才"配穴法）。三部配穴法临床应用极为广泛，例如眼病以局部的睛明、邻近的风池、远端的光明相配，失语以颏下的廉泉、项部的哑门、上肢的通里相配，痔疮以局部的长强、骶部的次髎、下肢的承山相配，肩周炎以局部的肩髃、邻近的曲池、远端的阳陵泉相配，肝病以肝区的期门、背部的肝俞、远端的太冲相配，胃病以腹部的中脘、梁门及背部的胃俞配四肢的内关、足三里等。

第二节　按经配穴法

按经配穴法是按照经脉的理论和经脉之间的联系进行配穴的一种方法。常见的按经配穴法有本经配穴法、表里经配穴法、同名经配穴法、子母经配穴法、交会经配穴法等五种。

一、本经配穴法

本经配穴法就是在病变经脉中选取相关穴位进行配伍的一种方法。其适用原则是当某一脏腑、经脉发生病变而未涉及其他脏腑、经脉时，即遵循"不盛不虚，以经取之"的治疗原则，选取本经脉的腧穴配伍成方。例如肺病咳嗽，以手太阴肺经中府、列缺、太渊、尺泽相配，少阳头痛，以足少阳胆经率谷、风池、足临泣、足窍阴相配等，都属于本经配穴法。

二、表里经配穴法

表里经配穴法是选取相为表里关系的两条经脉上的腧穴进行配伍的方法，其应用原则是以脏腑、经脉的阴阳表里关系为依据，是根据《素问·阴阳应象大论》"从阴引阳，从阳引阴"的理论制定的。

表里经配穴法是某一脏腑、经脉有病,除选取本经脉的腧穴以外,同时配以相为表里的那条经脉的有关腧穴的方法。例如心绞痛以手厥阴心包经内关配手少阳三焦经外关,肝病以足厥阴肝经期门、太冲配足少阳胆经阳陵泉,胃痛以足阳明胃经梁门、足三里配足太阴脾经公孙等,都属于表里经配穴法应用的实例。

除此之外,原络配穴法也属于表里经配穴法,是表里经配穴法当中的特例。本法应用的根据是表里经在经络上由络脉相互联系,在内脏上,阴经属脏络腑,阳经属腑络脏,故两经相配可起协助作用,以加强疗效。

原络配穴法也称表里主客原络配穴法,就是用本经的原穴配相为表里经的络穴,例如太渊配偏历、合谷配列缺等都属于原络配穴法,也属于表里经配穴法,更属于表里主客原络配穴法。

应用的原则有二:

一是根据脏腑经络的先病与后病。先病者为主,则取其原穴,后病者为客,则取其络穴。如肺经先病,则取其原穴太渊为主,大肠经后病,则取其络穴偏历为客。反之,大肠经先病,肺经后病,则取大肠经原穴合谷为主,肺经络穴列缺为客。

二是根据病变的脏腑。病变的脏腑取原穴为主,相表里的取络穴为客。如肝病导致视力模糊,可取肝经原穴太冲为主,胆经络穴光明为客。

三、同名经配穴法

同名经配穴法是在同名经"同气相通"的理论指导下,选取手足同名经的腧穴进行配伍的一种方法。手足经脉名称相同均可交会灌注,如手足阳明经交会于鼻旁,手足少阳经交会于外眼角,手足太阳经交会于内眼角,手足太阴经交会于胸部,手足厥阴经交会于胸中,手足少阴经交会于心中。

同名经配穴法在《灵枢·厥病》说"头重而痛,先取手少阴,后取足少阴","头半寒痛,先取手少阳,阳明,后取足少阳、阳明",《长桑君天星秘诀歌》说"寒疟面肿及肠鸣,先取合谷后内庭",《百症赋》也说"热病汗不出,大都更接于经渠"等,都是这种配穴法的具体应用。

在临床具体运用中,如阳明头痛取手阳明经的合谷配足阳明经的内庭,落枕取手太阳经的后溪配足太阳经的昆仑,耳鸣、偏头痛、胸胁痛以手足少阳经的支沟、阳陵泉相配,失眠、多梦以手足少阴经的神门、太溪相配等,都是本法有机结合的范例。

四、子母经配穴法

子母经配穴法是参照脏腑及十二经脉的五行属性,根据"虚则补其母,实则泻其子"的治疗原则制定的配穴方法。例如虚劳咳嗽,症见体弱羸瘦者,除取手太阴肺经腧穴及肺的背腧穴外,根据土生金、虚则补其母经的原理,另配以足太阴脾经、足阳明胃经腧穴及背腧穴。如血海、三阴交、足三里、脾俞、胃俞以培土生金;肝阳上亢引起的头晕、头痛、目赤肿痛等,除取足厥阴肝经太冲、行间穴外,根据木生火、实则泻其子经的原理,另配手少阴心经或手厥阴心包经腧穴,如神门、少冲、少府、内关,以泻火平肝。

五、交会经配穴法

交会经配穴法是按照经脉的交叉、交会情况来选取腧穴进行配伍的方法。某一病变部位有数条经脉交会或某一病症与数条交会经脉有关,都可按此法配穴。例如前额和偏头部位有足阳明胃经与足少阳胆经交会,那么偏正头痛可取分属两经的头维、阳白、率谷、内庭、足临泣;髀枢部有足太阳、足少阳经交会,故髀枢部疼痛可取两经的交会穴环跳配分属两经的秩边、承扶、居髎、阳陵泉;泌尿、生殖系疾患和妇科病多与任脉、足三阴经病理变化相关,故常取任脉的关元、中极配足三阴经交会穴三阴交治之。

第三节 按时配穴法

按时配穴法是时间针灸医学中的重要内容。中医依据天人相应的基本观点,结合丰富的临床实践经验,总结出因时制宜的治疗原则,强调时间因素在疾病诊断和治疗中的作用,成为历代医家在治疗中把握病机、按时施治的准则。在针灸临床上也形成了按时施刺的针法,遵循"凡刺之法,必候日月星辰,四时八正之气,气至乃刺之"的原则,强调针灸治疗必须注重时间条件。

一、结合四季按时配穴

天人相应是中医整体观念的重要内容,经脉的气血运行和流注也与季节和每日时辰的不同有密切的关系。《难经·七十四难》云:"春刺井,夏刺荥,季夏刺输,秋刺经,冬刺合。"这实质上是根据手足三阴经的五输穴均以井木为始,与一年的季节顺序相应而提出的季节选穴法。即在春天取井穴,夏天取荥穴,季夏取输穴,秋天取经穴,冬天取合穴,五输穴的这种结合四季的配穴法与人体气血的运行和盛衰有着非常密切的关系。

二、结合十二经脉按时配穴

人体十二经脉气血的运行有一定的时间规律。即在寅时气血流经肺经，卯时气血流经大肠经，辰时气血流经胃经，巳时气血流经脾经，午时气血流经心经，未时气血流经小肠经，申时气血流经膀胱经，酉时气血流经肾经，戌时气血流经心包经，亥时气血流经三焦经，子时气血流经胆经，丑时气血流经肝经。依据这种规律，我们在气血刚流注本经时进行针刺就是泻法，在气血刚离开本经时进行针刺就是补法，这就是十二经脉的按时配穴法。

三、纳子法按时配穴

实证：须在气血输注本经的时间，取本经所属五行之子穴泻之。如遇咳嗽有热的肺（金）实证，于寅时泻尺泽（水），即金生水，水为金之子。

虚证：须在气血始流过本经的时间，取本经所属五行之母穴补之。如遇咳喘肺经虚证，于卯时补太渊（土），即土生金，土为金之母。

如补泻时间已过，或不虚不实之证，则取本经原穴或本穴。如酉时遇牙痛，眼肿的大肠经（金）实证，取大肠经原穴合谷泻之；戌时遇胃脘隐痛的胃腑（土）虚寒证，则取胃经本穴足三里（土）补之，但也常配用本经脏腑的俞募穴和阿是穴施治。因为它按气血输注某经的时间，也就是某经气血最盛的时候，迎其经之盛，取子穴泻之；气血始流过某经的时间，也就是某经气血最虚的时候，随其经之虚，取母穴补之。所以也称它为迎随补泻。

四、纳甲法按时配穴

脏腑经络辨证按日干取穴。

胆火风阳，循经上扰偏头痛，头痛如裂，面赤口苦：甲日甲戌时取窍阴，配风池、头维、颔厌，用泻法，留针20～30分钟，以祛风降逆，疏经止痛。

肝失条达，情志郁结，两胁胀痛，胸闷不舒，饮食减少，脉弦：乙日乙酉时取大敦，配期门、肝俞、行间，用平补平泻法，留针20～30分钟，以理气活血，疏肝止痛。

小肠受寒，小腹痛，牵及睾丸肿大冷痛，小便不利：丙日丙申时取少泽，配关元、四满、三阴交、大敦，灸10～20分钟，以温经散寒，消肿止痛。

心血不足，胆怯受惊，心悸易怒，多梦易醒：丁日丁未时取少冲或辛亥时取神门，配心俞、巨阙，用补法，留针10～20分钟，以养血宁心，镇惊安神。

胃气素虚，再受寒邪，胃脘痛，食难消化，形寒怕冷，时吐清水：戊日戊午时取厉兑或壬戌时取冲阳,配胃俞、中脘、足三里,用补法或灸10～20分钟,以温中散寒、和胃止痛。

脾失健运,不能散精,不思饮食,大便溏泻,神疲肢软:己日己巳时取隐白或癸酉时取太白,配脾俞、气海、腰俞、会阳,用补法或灸10～20分钟,以健脾助运民,温固下元。

大肠传导失职,湿热相搏,腑气受损,大便脓血,腹痛,里急后重:庚日庚辰时取商阳或甲申时取合谷,配中脘、天枢、曲池、大肠俞,用泻法,留针20～30分钟,以清热利湿,通调大肠。

痰饮伏肺,风寒外袭,哮喘,喘急胸闷,呼吸急促,喉间哮鸣,张口抬肩,咳吐稀痰,形寒无汗:辛日辛卯时取少商或乙未时取太渊,配肺俞、定喘、膻中、列缺,用烧山火手法,留针或灸10～20分钟,以发散风寒,宣肺平喘。

风寒之邪侵袭足太阳膀胱经,头项强痛,鼻塞目痛,腰脊冷痛,发热恶寒:壬日壬寅时取至阴或丙午时取京骨、后溪,配天柱、风门、大椎、攒竹,用烧山火手法,以发散风寒,疏调膀胱。

惊恐伤肾,精气空虚,遗精阳痿,阴茎痿软,神疲腰酸,头晕目眩:癸日癸亥时取涌泉,配太溪、肾俞、志室、命门、关元、三阴交、百会,用补法或灸10～20分钟,以补肾益气,培元固本。

五、灵龟八法按时配穴(主客配穴主治病证)

(一)公孙主、内关客,或内关主、公孙客

1.胃脘痛(胃和十二指肠溃疡),胃痛拒按,呕吐,便黑:配上脘、中脘,用平补平泻法,留针20～30分钟,以理气活血,和中止痛。

2.腹痛吐泻(急性胃肠炎),腹痛水泻,恶心呕吐:配中脘、天枢、气海,用平补平泻法,留针20～30分钟,以调理胃肠,镇痛止呕。

3.眩晕(梅尼埃病),反复突然发作眩晕,不能站立,恶心呕吐,耳鸣,听力减退:配风池、百会、听宫,用平补平泻法,留针20～30分钟,以升清降浊,安神定志。

4.温疟(疟疾),寒战,高热,头痛,昏迷:配大椎、人中、液门,用泻法,留针20～30分钟,以清热祛邪,开窍醒神。

(二)临泣主、外关客,或外关主、临泣客

1.胁痛(胆囊炎),上腹部阵发性绞痛,腹胀,烦躁,恶心呕吐:配日月、阳陵泉,用泻法,留针20～30分钟,以清热利胆,理气止痛。

2.耳聋(神经性耳聋),听力减退,心烦易怒:配听宫、翳风、率谷,用泻法,留针20～30分钟,以清泻少阳,开窍聪耳。

3.胁痛(肋间神经痛),胸闷不舒,胁肋胀痛:配期门、肝俞、行间,用泻法,留针20～

30分钟,以疏肝解郁,理气止痛。

4.伤风(感冒),发热恶风,头痛无汗,咽喉肿痛:配风池、大椎,用透天凉手法,留针10～20分钟,以发散风热,清利咽喉。

(三)后溪主、申脉客,或申脉主、后溪客

1.急惊风(脑炎),高热头痛,神志不清,强直性抽搐,口噤不开:配人中、百会、天柱、大椎、命门、合谷,用泻法,十宣,点刺出血,以清热解毒,祛风镇惊。

2.目赤肿(急性结膜炎),眼睛红肿热痛,眵多流泪:配风池、睛明,用泻法,留针10～20分钟,攒竹,点刺出血,以清热散风,消肿止痛。

3.颈项强(颈椎病),颈项强痛,活动受限,头痛,手麻:配天柱、百劳、大椎,用烧山火手法,留针10～20分钟,以活血化瘀,通利关节。

4.腰脊痛(脊椎炎),脊椎强直,腰背酸痛:配大椎、命门、腰阳关、华佗夹脊,用热补法,以通利关节,活血止痛。

(四)列缺主、照海客,或照海主、列缺客

1.喉痹(急性喉炎),发热喉塞,声音嘶哑,呼吸困难:配翳风、承浆,用泻法,留针20～30分钟,少商,点刺出血,以清热解毒,养阴利咽。

2.咽肿(慢性咽炎),咽部黏膜充血、肿胀、干燥、有异物感:配翳风、颊车、廉泉,用平补平泻法,留针20～30分钟,以清热养阴,消肿利咽。

3.哮喘(支气管炎),咳吐黏痰,胸闷气喘:配百劳、身柱、肺俞,用平补平泻法,留针10～20分钟,以宽胸理气,润肺化痰。

4.痨(肺结核),午后潮热,干咳,咯血:配大椎、肺俞、至阳、命门,用补法,留针10～20分钟,以养阴清热,补肾润肺。

六、郑氏子午流注与灵龟八法临床应用盘

为了使古代针灸医学发扬光大,郑魁山在继承古代"子午流注与灵龟八法"理论精髓的基础上,根据个人临证经验,改革旧图,研制出新型的临床应用盘。他首创的袖珍子午流注与灵龟八法临床应用盘携带方便,使用简单,并且不用推算,即可找到60年"花甲子"和当日当时的开穴,以及当日当时闭穴的开穴,称为郑氏补穴法。具有纳子法、纳甲法、灵龟八法三种优选取穴治疗的用途,为针灸的医、教、研提供了使用简便且准确的工具,并将传统子午流注与现代时间生物医学结合起来,为临证针灸治疗优选穴组创造了条件。

七、郑氏补穴法

因为纳甲法中阳日遇阴时和阴日遇阳时不开穴,故有甲与己合的取穴法。此法亦称夫妻合(互)用法,夫代表阳经与阳日,妻代表阴经与阴日。这个规律是:甲日用己日的穴,乙日用庚日的穴,丙日用辛日的穴,丁日用壬日的穴,戊日用癸日的穴,称为刚柔相配,或称五门十变或称夫妻经穴合用。所以《针灸大成》又有"如遇有急症,夫闭针其妻,妻闭针其夫,母闭针其子,子闭针其母"的记载。虽经夫妻合(互)用法,仍然有10个时辰无开穴,对这10个时辰的闭穴开穴法,各家也是不一致的。郑氏补穴法为:

1.根据时辰的天干决定开穴的经脉。即甲时胆,乙时肝,丙时小肠,丁时心,戊时胃,己时脾,庚时大肠,辛时肺,壬时膀胱,癸时肾经(表1-1)。

表1-1 按时辰天干补经脉

天干	甲	乙	丙	丁	戊	己	庚	辛	壬	癸
经脉	胆	肝	小肠	心	胃	脾	大肠	肺	膀胱	肾

2.根据时辰的地支,增补穴位。阳经按阳时补穴,即子补井,寅补荥,辰补输,午补经,申补合,戌补纳;阴经按阴时补穴,即丑补井,卯补荥,巳补输,未补经,酉补合,亥补纳(表1-2)。

表1-2 按时辰地支补穴位

阳经阳时	子	寅	辰	午	申	戌
阴经阴时	丑	卯	巳	未	酉	亥
五俞穴	井	荥	输	经	合	纳

以上是按阴阳经脉、阴阳时辰规定的补穴规律。这样,10个闭穴的时辰就有了开穴,也就是所有的时辰都有了开穴,解决了闭时无开穴之弊。

在几十年的临床实践中,郑魁山教授应用子午流注纳子法治疗顽固性病证按时发作,应用纳甲法治疗长期慢性病急性发作,应用灵龟八法治疗剧痛,均取得了明显、特殊的疗效。

第四节　临床常见证候和疾病治疗的针刺手法
与主、配穴选择规律

一、临床常见证候的针刺手法与主、配穴选择规律

对于临床常见证候的治疗,郑魁山教授在长期的临床实践中,形成了一套独具特色

的证候配穴与针刺手法治疗规律,现分述如下。

（一）风寒感冒,头痛无汗,鼻塞流涕

取穴:风池、大椎、风门、后溪。

手法:风池、大椎、风门用烧山火法,不留针;后溪用烧山火法,留针20～30分钟;使其产生热感发汗,以发散风寒,解表宣肺。

（二）风热感冒,头痛咳嗽,咽喉肿痛

取穴:大椎、陶道、肺俞、合谷、列缺。

手法:大椎、陶道、肺俞用鼠爪刺法,出血;合谷、列缺用透天凉法,使其产生凉感出汗;以疏散风热,透表肃肺。

（三）面瘫,口眼㖞斜

取穴:风池、地仓、人中、下关、四白、合谷。

手法:患病在3天以内者,针双风池,用烧山火法,使热感传到前额,出汗,不留针;人中向鼻中隔斜刺,以有泪为度;针健侧地仓沿皮透颊车;下关、四白、合谷用温散法,使其有温热感,留针15～20分钟,以祛风散寒,疏经活络;患病4天以上者,取以上穴位,用同样手法,针患侧,留针5～10分钟,以通调气血,温润经筋。

（四）中风昏迷,痰迷心窍,小儿惊风

取穴:人中、承浆、百会、十宣。

手法:人中向鼻中隔斜刺,以有泪为度,承浆沿皮向下斜刺,百会向后沿皮斜刺,留针10～20分钟。十宣点刺出血,以祛风开窍,苏脑醒神。

（五）风寒湿痹,膝关节肿痛

取穴:梁丘、膝眼、阳陵泉、足三里。

手法:内膝眼向梁丘斜刺,外膝眼向血海斜刺,梁丘、阳陵泉、足三里用烧山火法,使膝关节和下肢有热感,留针20～30分钟,以祛风化湿,散寒止痛,通利关节。

（六）中风闭证,小儿惊厥,麻疹出而复回,痰阻咽喉,不能吐出与咽下的险证

取穴:旁廉泉、天突。

手法:旁廉泉用导痰法。以左手拇、食指紧切左右旁廉泉,候至患者呕吐,用指切速刺法点刺左右旁廉泉,欲使其激起内脏反射,上涌作呕,即可将顽痰呕出,如不能呕出,再以左手拇、食指捏紧双侧旁廉泉,中指抠天突穴,即可将顽痰呕出。

（七）食物中毒,食停胃脘,欲吐不出的险证

取穴:中脘、幽门、内关。

手法:中脘用催吐法。以左手中指紧按中脘穴,其他四指排开,按在左右两侧,让患者吞鼓腹中,右手持针向上刺,和左手压按同时努力,随其呼吸向胸部反复推按、提插几

次,使针感向上传导,使其气上攻,激起内脏反射,上涌作呕,促其呕吐,迅速将针拔出。如仍不能呕吐,可用左手食、中指压按左右幽门穴,其他手指按在左右两侧,随其呼吸向胸部反复压按几次,候患者作呕时,点刺幽门穴,即可促其呕吐。

(八)胃肠实热,大便秘结

取穴:大肠俞、天枢、丰隆、足三里。

手法:大肠俞用凉泻法,使凉感传到腹部及下肢,不留针;天枢、丰隆、足三里用凉泻法,使凉感传到腹部及下肢,留针20～30分钟,以泻胃肠积热,通便止痛。

(九)阴虚便秘,习惯性便秘

取穴:天枢、支沟、上巨虚、三阴交、照海。

手法:天枢、支沟透间使,上巨虚用凉泻法,使腹部有凉感,三阴交、照海用补法,留针10～20分钟,以清热养阴,润肠通便。

(十)头项面部疖肿,带状疱疹

取穴:大椎、身柱、灵台、筋缩、脊中、命门、腰阳关、腰俞、膻中、玉堂。

手法:以上穴位用鼠爪刺法出血,不留针,先刺发病开始部位,后刺病的尾端,俗称"截头断尾"。然后刺合谷,内关用凉泻法,留针20分钟,使凉感向肩部传导,以泻热祛毒,止痛消肿。

(十一)经闭、月经不调

取穴:气海、关元、气穴、合谷、三阴交。

手法:气海、关元、气穴用补法,合谷、三阴交用平补平泻法,使上下肢和小腹产生酸胀感,留针20～30分钟,以理气活血,通经止痛。

(十二)肝郁气滞,胸胁胀痛

取穴:膈俞、肝俞、膻中、期门、太冲。

手法:膈俞、肝俞用平补平泻法,使针感传到胸部,不留针;膻中、期门、太冲用平补平泻法,使针感传到腹部和下肢,留针20～30分钟,以疏肝解郁,理气止痛。

(十三)咳嗽哮喘,急慢性气管炎

取穴:膻中、百劳、大椎、定喘、列缺。

手法:膻中沿皮向下刺8分,百劳、大椎、定喘、列缺用金鸡啄米法,使其产生酸胀感,留针20～30分钟,以宣肺化痰,理气定喘。

(十四)头晕、头胀和各种头痛

取穴:风池、百会、头维、太阳、合谷。

手法:风池用温通法,使温热感传到前额,不留针;其他各穴用平补平泻法,留针20～30分钟,以扶正祛邪,疏经镇痛。

（十五）青盲、暴盲、云雾移睛等眼病

取穴：风池、内睛明、球后、攒竹、瞳子髎、肝俞、肾俞。

手法：风池用热补法，使热感传到眼底，肝俞用平补平泻法，肾俞用补法，不留针；内睛明、球后用压针缓进法，攒竹、瞳子髎用热补法，使热感传到眼内，留针20～30分钟，以平肝补肾，活血明目。

（十六）耳鸣耳聋

取穴：风池、百会、翳风、头窍阴、听宫、支沟。

手法：风池用平补平泻法，使针感传到耳区，不留针；百会、翳风、头窍阴、听宫、支沟用平补平泻法，使耳区和上肢有酸感，留针20～30分钟，以疏经活络，开窍聪耳。

（十七）鼻渊、鼻塞流涕，不闻香臭

取穴：风池、上星、上迎香、合谷、列缺。

手法：风池用烧山火法，使热感传到鼻腔或前额，不留针；上迎香点刺；上星、合谷、列缺用平补平泻法，留针10～20分钟，以疏风活络，通利鼻窍。

（十八）逆气上冲，梅核气，咽喉异物感等

取穴：天突、膻中、冲门、内关、公孙。

手法：将针捋成弓形，弓背贴向喉咙，从天突向下压入1～1.5寸；膻中、冲门、内关、公孙用平补平泻法，留针20～30分钟，以顺气降逆，通利咽喉。

（十九）中风瘫痪，顺口流涎，吞咽困难，水粒不下

取穴：风府、上廉泉、列缺、阳溪、三阴交、照海。

手法：风府向下颌斜刺5分深左右，上廉泉向上直刺1寸左右，用平补平泻法，使针感向舌根和咽喉传导，不留针；列缺向上斜刺，阳溪向太渊透刺，用泻法，使针感向上下传导，三阴交、照海用热补法，使针感向上下传导，留针10～20分钟，以豁痰化湿，开窍利咽。

（二十）中风失语，舌强不语，音哑等

取穴：哑门、金津、玉液、合谷。

手法：哑门向下颌斜刺，使针感传到舌根，不留针；金津、玉液用金钩钓鱼法，不留针；合谷用平补平泻法，留针30分钟，使针感向口腔传导，以疏通经络，开窍解语。

（二十一）虚寒胃痛，消化不良等症

取穴：脾俞、胃俞、中脘、下脘、梁门、足三里。

手法：脾俞、胃俞用热补法，使热感传到腹部，不留针；其他各穴用热补法，使腹部和下肢有热感，留针20～30分钟，以补益阳气，温中散寒。

（二十二）阳痿、遗精、遗尿、腰膝酸软等虚寒证

取穴：肾俞、关元俞、上髎、气海、关元、三阴交。

手法：肾俞、关元俞、上髎用热补法，使热感传到腰骶和腹部，不留针；气海、关元、三阴交用热补法，使热感传到腹部及下肢，留针10～20分钟，以温肾壮阳，固摄精关。

（二十三）寒滞厥阴，阴囊肿痛，疝气痛经等

取穴：天枢、关元、气穴、三阴交、大敦。

手法：大敦灸20～30分钟；天枢、关元、气穴、三阴交用热补法，留针20～30分钟，使腹部及下肢有热感，以温经祛寒，理气止痛。

（二十四）瘫痪、痿躄、半身不遂等

取穴：肩髃、曲池、外关、合谷、环跳、阳陵泉、足三里、悬钟。

手法：肩髃、曲池、外关、合谷、环跳、阳陵泉、足三里、悬钟，依次从上往下用烧山火法，使热感传到肢末端，以温经活络，通调气血。

（二十五）热犯心包，神昏谵语，喜笑若狂

取穴：巨阙、内关、神门、丰隆、公孙。

手法：巨阙、神门用平补平泻法，内关、丰隆、公孙用凉泻法，使上下肢有凉感，留针20～30分钟，以祛痰降逆，清心安神。

（二十六）疯狂、癫病、脏躁症、精神病

取穴：内关、人中、合谷、丰隆。

手法：人中向鼻中隔斜刺，以有泪为度，内关、丰隆用凉泻法，使其产生凉感，合谷用怪蟒翻身法，以祛风豁痰，清心醒神。

（二十七）风热犯肺，身热鼻煽，咳喘胸痛

取穴：肺俞、大椎、尺泽、列缺、少商。

手法：少商点刺出血；大椎、肺俞用凉泻法，使凉感传到胸部，不留针；尺泽、列缺用凉泻法，使上肢有凉感，留针20～30分钟，以清热宣肺，豁痰止咳。

（二十八）霍乱腹痛，上吐下泻

取穴：尺泽、委中、中脘、天枢、足三里。

手法：尺泽、委中用三棱针点刺出血，以泻毒热，止吐止泻；中脘、天枢、足三里用平补平泻法，留针20～30分钟，以疏导胃气。

（二十九）痄腮温毒，口唇生疮，咽喉肿痛

取穴：翳风、颊车、合谷、商阳、少商。

手法：商阳、少商点刺出血；翳风、颊车、合谷用凉泻法，使口腔与上肢有凉感，以清热解毒，消肿止痛。

（三十）脘腹隐痛，消化不良，脾虚泄泻等

取穴：中脘、天枢、气海、足三里。

手法：中脘、天枢、气海用热补法，使腹部及会阴部有热感，足三里用热补法使下肢有热感。留针20～30分钟，以暖脾温中，益气涩肠。

（三十一）脾肾虚损，久泻久痢，五更下泻

取穴：中脘、天枢、气海、腰俞、会阳。

手法：中脘、天枢、气海用热补法，使腹部及肛门有热感，留针20～30分钟，出针后针腰俞、会阳，使热感传到小腹及肛门，以暖腹涩肠，培元止泻。

（三十二）中气下陷，下元不固，胃腑下垂

取穴：中脘、梁门、天枢、气海、足三里。

手法：中脘向下斜刺透下脘，梁门向下斜刺透关门，天枢向下斜刺透外陵，气海向下斜刺透关元，足三里用热补法，使腹部及下肢有热感，以温中暖腹，促使胃腑提升。

（三十三）心血虚损，脉律不整，心绞痛等

取穴：心俞、膻中、巨阙、内关。

手法：心俞用热补法，使热感传到胸部，不留针；膻中、巨阙、内关用热补法，使胸腹部及上肢有热感，留针20～30分钟，以补益气血，养心安神。

（三十四）血崩昏迷，月经过多等

取穴：隐白、行间、人中。

手法：隐白、行间向上斜刺，用补法，使针感向腹部传导，人中向鼻中隔斜刺，用补法有泪为度，留针30～60分钟，以固气摄血，回阳救脱。

（三十五）中风脱证，亡阴亡阳等一切险证

取穴：人中、神阙、关元、腰俞、会阳。

手法：人中向鼻中隔斜刺，有泪为度，神阙、关元隔盐灸20～30壮；腰俞、会阳向上斜刺，用热补法，使热感传到腰部及腹部，留针10～20分钟，以培元醒神，回阳固脱。

（三十六）小儿乳食积滞，吐乳吐食，消化不良

取穴：上脘、中脘、天枢、三关。

手法：上脘、中脘、天枢点刺；三关点刺出血或挤出黄水，以消食导滞，通调胃肠。

（三十七）闪挫跌打，筋肉损伤，无伤口、骨折者

取穴：阿是、手小节。

手法：阿是（闪挫伤局部未破处）用围刺法，起针后针手小节，左病取右，右病取左，用平补平泻法，留针20～30分钟，留针期间每3、5分钟行针1次，使针感放散传导，同时让患者活动患处，以活血化瘀，疏经止痛。

（三十八）瘿肿、瘰疬

取穴：阿是、人迎、天髎、曲池。

手法：阿是用围刺法和青龙摆尾法，徐徐拨动；人迎透扶突，曲池透臂臑，用提插平补平泻法，使气至病所，以活血化瘀，散结消肿。

（三十九）腱鞘囊肿、良性脓肿

取穴：阿是、大椎、合谷。

手法：阿是（囊肿顶端），用三棱针点刺，将胶状枯液或脓水挤净，使囊肿或脓肿消失，再用平补平泻法针大椎、合谷，可防复发。

二、临床常见疾病的针刺手法与主、配穴选择规律

对于临床常见疾病的治疗，郑魁山教授结合自己60多年的临床经验总结，采用西医诊断、中医针灸辨证治疗，形成了一套独具特色、比较完善的证候配穴与针刺手法治疗规律，现分述如下。

（一）感冒

风寒型：针风池、大椎、身柱、风门、合谷、后溪，用烧山火法使其出汗，以发散风寒。

风热型：针风池、大椎、陶道、身柱、合谷，用透天凉法，少商点刺出血使其出汗，以发散风热。

咳嗽痰多配肺俞、列缺以清肺化痰。高烧神昏配百会、人中、十宣（或十二井）点刺出血，以清热开窍。鼻塞流涕配上迎香、迎香、曲池，用速刺法，以祛风通窍。

（二）支气管炎

急性支气管炎：针大椎、陶道、风门、定喘、合谷，用泻法，以祛风散寒。发热头痛，配风池、列缺、少商，用泻法，以清热化痰。

慢性支气管炎：针百劳、身柱、喘息、肺俞、神封、膻中、列缺、太渊，用补法或加灸，以理气化痰。

胸闷气短配中脘、气海、内关、膏肓，用平补平泻法，以宽胸理气。痰多，配丰隆，用平补平泻法，以祛痰降逆。

（三）支气管哮喘

实喘：针大椎、定喘、肺俞、合谷、丰隆、天突，用泻法，以清肺定喘。

热喘：用上穴加配少商、尺泽放血，以泻热祛痰。

虚喘：针百劳、大椎、陶道、肺俞、膏肓、膻中、中脘，用补法或加灸，以温中化痰。

寒喘：用上穴加配风门、身柱，用温和灸法，以祛寒散风，理气定喘。

（四）急性胃肠炎

寒型：针中脘、天枢、气海、内关、足三里、公孙，用热补法，或针后加灸10～20分钟，以温补脾肾，调中和胃。

热型：用三棱针点刺尺泽、委中放血，或针曲池、天枢、足三里，用凉泻法，以清热利湿，调中和胃。

吐泻过久，两眼凹陷，出现津气两伤，则灸神阙、关元，以回阳救阴，补气固脱。

（五）胃及十二指肠溃疡

脾胃虚寒型：针巨阙、中脘、梁门、足三里、三阴交，用补法，以温中健脾，活络止痛。

气血郁滞型：针上脘、下脘、足三里、内庭、膈俞、肝俞，用平补平泻法，以疏肝理气，活血止痛。

（六）胃下垂

胃小弯位置在髂骨嵴连线1.5厘米以下，取中脘向下斜刺透下脘，梁门向下斜刺透关门，足三里用补法，留针10～20分钟，以补中益气、促进运化，而使胃部提升。胃小弯在4厘米以下，取中脘、天枢，向下斜刺透外陵，气海向下斜刺透关元，用补法，留针10～20分钟，以培元固本。

兼胃炎、胃痛、恶心呕吐，配上脘、内关，用平补平泻法，留针20～30分钟，以和中降逆。兼胃及十二指肠溃疡，配巨阙、内关、公孙、脾俞、胃俞，用补法，留针10～20分钟，以温中止痛。兼肝炎，配期门、膈俞、肝俞，用平补平泻法，留针20～30分钟，以疏肝理气，活血解郁。兼阳痿、早泄、肾虚，配肾俞、关元，用热补法，留针20分钟，以补肾壮阳，温固下元。

（七）胆囊炎

针期门、日月、阳陵泉，用泻法，留针30～40分钟，以清利肝胆。恶心呕吐，配内关，用泻法，以降逆止呕。发热，配曲池、丘墟，用泻法，以清热利胆。疼痛连及背部，配膈俞、肝俞、胆俞，用泻法，以疏肝理气。腹痛便秘，配中脘、天枢、足三里，用泻法，以通调胃肠。

（八）急性阑尾炎

针足三里、上巨虚（或阑尾穴）、天枢、大巨，用泻法，留针30～60分钟，每5～6分钟行针1次，5～8小时施针1次，疼痛缓解后12～24小时施针1次，以泻肠中积热。疼痛剧烈，配公孙、内庭以镇痛。恶心呕吐，配内关以止吐。发热，配曲池、合谷以清热。局部压痛久不消失，配阿是穴以活血。便秘，配大肠俞、次髎以通便。

（九）痢疾

取中脘、天枢、气海、足三里，用凉泻法，留针20～30分钟，以清热导滞，通调肠胃。

久病气虚,配关元、腰俞、会阳,用补法,以培元固脱。

（十）疟疾

在发作前1~2小时针大椎、陶道、身柱,用平补平泻法加灸10~20分钟,以扶正截疟。寒重,配中脘、公孙、内关、足三里,用平补平泻法,留针20~30分钟,以扶正祛邪。热重,配后溪、液门、疟门、申脉、足临泣,用泻法,留针20~30分钟,以清热祛邪。高烧昏迷时,配人中、百会、疟门,用平补平泻法,大椎、陶道、十宣点刺出血,以清热散邪,开窍醒神。

（十一）神经衰弱

肝郁气滞型:针风池、百会、瞳子髎、合谷、通里、行间,用平补平泻法,留针10~20分钟,以疏肝理气,养心安神。

肾虚型:针肾俞、关元俞,用补法,不留针,百会、关元、复溜用补法,留针10~20分钟,以补肾培元,健脑安神。

心血不足型:针百会、印堂、神门,用补法,留针10~20分钟,以养血宁心,安神定志。

脾胃不和型:针中脘、天枢、足三里、三阴交,用平补平泻法,留针10~20分钟,以调和脾胃,宁心安神。

心肾不交型:针百会、心俞、肾俞,用平补平泻法,不留针,或针神门、内关、复溜,用平补平泻法,留针10~20分钟,以交通心肾,清心安神。

（十二）癔病

精神失常:针人中、神庭、百会、合谷、内关、中脘、巨阙、风池、丰隆,用泻法,留针20~30分钟,以宁心醒神。妇女月经前后发病加针太冲、三阴交,以疏肝解郁。

肢体感觉异常或瘫痪:针曲池、合谷、外关、环跳、阳陵泉、足三里、人中,用平补平泻法,以疏通气机。

失语:针百会、哑门、合谷,用平补平泻法,以开窍解语。

耳聋:针百会、听宫,用平补平泻法,以开窍聪耳。

失明:针风池、攒竹、太阳,用平补平泻法,以开窍明目。

（十三）癫痫

发作时针人中、百会、合谷、行间,用泻法,不留针,以熄风醒神。发作后针肝俞、心俞、巨阙、中脘、丰隆、涌泉,用平补平泻法,留针10~20分钟,以熄风化痰,柔肝益肾,防止复发。

（十四）脑血管意外

阴虚阳亢型:针十二井,点刺放血丰隆、三阴交,用泻法,留针30分钟,以平肝泄热,祛痰降逆。应全力以赴,予以抢救。当急性期已过,血压渐趋稳定,遗留头痛、肢体瘫痪、语言失灵等症者,应及时治疗失语和肢体瘫痪。

气虚血瘀型：针风府、风池、百会、上廉泉，用平补平泻法，不留针。十王，点刺出血，曲池、合谷、阳陵泉、足三里，用补法，留针10分钟，以补气活血，化瘀通络，熄风开窍。

脾肾两虚型：针灸上肢先取大椎、大抒、风门，用热补法，不留针，以振奋阳气。再用接气通经法从上向下按顺序取穴，使针感传到手足末端，针肩髃、曲池、四渎、外关、合谷。下肢先取肾俞、关元俞、秩边，用热补法，不留针，以补肾培元。再用同样手法针环跳、风市、阳陵泉、足三里、绝骨、三阴交，留针10分钟，或做穴位埋线，以益肾健脾，活血通络。上臂拘急、不能外展，配健侧通天，用平补平泻法，留针20～30分钟，患侧配云门、天府，用烧山火法，使针感下传；肘关节拘急，配天井、肘髎、消泺、四渎；手指拘急，配三间；膝关节拘急，配阳关、曲泉，用平补平泻法，留针20～30分钟，以疏经利节。肌肉和关节痛，配痛处附近穴位，留针或加灸10～15分钟，以温通经络。足内翻，配申脉；足外翻，配照海，用补法，以扶正补虚。口涡，配风池、颊车透地仓，用平补平泻法，留针10～20分钟，以散风活络。大便秘结，配天枢、丰隆，用凉泻法，留针10～20分钟，以祛痰通便。舌强不语，配风府、上廉泉，用泻法，不留针，金津、玉液用速刺法出血，以散血凉血，清热开窍。口角流涎，配翳风、列缺、照海，用平补平泻法，以行气利湿。吞咽困难，配风府、风池，不留针；廉泉、天突、阳溪透太渊，用平补平泻法，留针10分钟，以祛痰开窍。目闭鼻塞，配上迎香，用速刺法，以取嚏开窍。脉弦面赤，配内关、足三里，用泻法，以开胸降逆，平肝泻火。肩关节下垂，配天宗、肩髃、肩髎、臑会、臂臑，用补法，以升举阳气。手足麻木，配中脘、气海、后溪、申脉，针后加灸10～20分钟，以培本振阳。肌肉萎缩，配萎缩部位施灸10分钟，以温经活络。二便失禁，配气海、关元、腰俞、会阳，针后加灸10～20分钟，以温固下元。心悸气短，配巨阙、内关、太渊，用补法，留针5～10分钟，以理气养心。

（十五）脑血管意外后遗偏瘫

实证：拘急硬瘫，双侧取穴或先健侧取穴（巨刺）。针肩髃、曲池、合谷、环跳、风市、阳凌泉、足三里、绝骨，用平补平泻法，留针20～30分钟，以祛风活络，疏经利节。手指拘急，加配三间，用平补平泻法，留针20～30分钟。肌肉和关节痛，加配痛处附近穴位，留针或针后加灸10～15分钟。足内翻，配申脉；足外翻，配照海，用补法，以扶正补虚。口眼歪斜，配风池、颊车，用平补平泻法，留针10～20分钟，以散风活络。痰热中阻、大便秘结，减足三里，加天枢、丰隆，用透天凉法，留针10～20分钟，以祛痰通便。身热不语，配风府、风池，用透天凉法，不留针；舌强不语，配金津、玉液，用速刺法出血，以散血凉血，清热开窍。目闭鼻塞，配上迎香，用速刺法，以取嚏开窍。脉弦硬、面赤，配内关、足三里，用透天凉法，留针20～30分钟，以开胸降逆，平肝泻火。

虚证：弛缓软瘫，患侧取穴或分段取穴或少取穴。上肢：先取大椎、大抒、风门，用烧山火法,不留针,以振奋阳气,再用同样手法针肩髃、臂臑、曲池、外关、合谷。下肢:先取肾俞、关元俞、秩边,用烧山火法,不留针,以补肾培元,再用同样手法针环跳、风市、阳陵泉、足三里、绝骨、申脉,以活血通络。肩关节下垂或臂不能上举,配天宗、肩髎、臑会,用同样手法。手足麻木,配后溪、申脉或气海,针后加灸10～20分钟,以培本振阳。肌肉萎缩,在萎缩部位加灸10～20分钟,以温经活络。二便失禁,配腰俞、会阳,针后加灸10～20分钟,以温固下元。心悸脉弱,配内关,留针5～10分钟,以养心安神。

(十六)面神经麻痹

初患4天之内取健侧地仓透颊车、迎香、下关、合谷,用泻法,留针20～30分钟。4天以后取患侧针颊车透地仓、四白、太阳、攒竹、下关、合谷、人中、承浆,用平补平泻法,留针5～10分钟,以扶正祛邪,疏风活络。眼睑不能闭合,配风池、头维透颔厌、阳白透丝竹空、攒竹透鱼腰、四白透睛明、太阳、合谷,用平补平泻法,留针10～20分钟。久治不愈或体弱气虚,配会阳、长强、足三里,用补法或加灸10～20分钟,以益气振阳,养血祛风。接近治愈时,针足三里、内庭、太冲等远隔穴位,以防发生面神经痉挛。

(十七)小儿麻痹及后遗症

瘫痪期:上肢瘫痪取风门、肩髃、曲池、手三里、外关、合谷,下肢瘫痪取关元俞、秩边、环跳、四强、阳陵泉、足三里、三阴交、申脉、照海。以上配穴按顺序由上而下针刺(通经接气法),用热补法,使热感逐渐传到肢体末端,以温通经络。

瘫痪后期:下肢变细,发凉无力,足下垂,足外翻,膝反屈,走路困难,取环跳、四强、血海、纠外翻、纠下垂、三阴交。下肢完全瘫痪,不能站,不能走,足内翻,取关元俞、秩边、风市、梁丘、足三里、悬钟、纠内翻。上肢细软无力,手腕下垂不能伸,取肩井、肩髃、手三里、外关。上肢完全瘫痪,肌肉萎缩,取大抒、肩井、肩髃、曲池、四渎、外关、合谷。腰部弯曲、臀肌萎缩,取肾俞、关元俞、秩边。以上配穴用穴位埋线或强刺激结扎,以延长刺激时间,加强刺激强度,使经络疏通,气血调和,改善血管神经的营养状态,恢复经络的功能活动。

(十八)传染性多发性神经炎

肺热伤阴型:病势危重,发展迅速,应密切观察病情变化,大力抢救,控制病情发展,患者必须卧床休息。取大椎、肺俞、列缺,用泻法;少商,用点刺法出血,一日可针1～4次,以清热养阴,宣通肺气。在治疗过程中要加强护理,保持呼吸道通畅,必要时吸入氧气,补充足够的水分和营养。

脾胃湿热型:取曲池、手三里、足三里、三阴交,用泻法,或梁丘、血海、外关、合谷,用平补平泻法,以清热利湿,健脾助运。

肝肾俱虚型:取肾俞、曲泉、三阴交,用热补法,或关元俞、血海、梁丘、足三里、臂臑、手三里、阿是穴,用穴位埋线法,以补肾益肝,疏通经络。

以上三型可互相转化,大部分危重病例起病时表现为肺热伤阴,而经治疗病情稳定后,转为脾胃湿热或肝肾俱虚型;起病较缓的病例,大都表现为后两型,但当治疗失宜,病情加重时,则出现肺热伤阴的症状,所以治疗时应灵活掌握三型的变化。

(十九)风湿性关节炎

肩关节炎:针肩井、肩髃、肩髎、曲池。

肘关节炎:针曲池、天井、手三里。

腕关节炎:针外关、阳池、阳溪、合谷。

指关节炎:针外关、中渚、八邪、后溪。

髋关节炎:针秩边、环跳、关元俞、风市。

膝关节炎:针梁丘、血海、膝眼、阳陵泉、足三里。

踝关节炎:针悬钟、昆仑、解溪、丘墟。

趾关节炎:针申脉、足临泣、公孙、八风。

四肢窜痛:针曲池、合谷、阳陵泉、足三里。

全身窜痛:针风池、大椎、肝俞、关元俞、申脉。

以上配穴可根据病情加减。膝窝痛配委中。单一关节红肿、剧痛,配阿是穴,用平补平泻法,留针20~30分钟,以疏散风热。关节肿胀,积水剧痛,活动困难,配阿是穴,用烧山火法,以温阳利湿,活血止痛。

(二十)脊椎炎

颈椎:针天柱、风池、大椎、大杼、风门。

胸椎:针大椎、身柱、大杼、风门、心俞、至阳、膈俞、肝俞、脊中。

腰椎:针命门、肾俞、关元俞。

骶椎:针关元俞、腰阳关、膀胱俞、八髎、腰俞、秩边、环跳。

以上穴位用热补法,不留针,以补益肝肾,祛风散寒,通利关节,活血止痛。

(二十一)坐骨神经痛

针秩边、阿是穴,用烧山火法,留针10~20分钟,或用腰椎穿刺针做穴位埋线,以疏通经络。风寒湿所致的(天气变化加剧),配胞肓、风市、承山、飞扬,用烧山火法,以祛风散寒。劳损所致的(有扭闪跌打损伤或肌肉萎缩,兼见疲劳遗精),配肾俞、关元俞、环跳、阳陵泉,用热补法,以补益肝肾,疏经活血。椎间盘脱出所致的,配病变附近穴位,用烧山火法,以活血散瘀。

(二十二)腰肌劳损

新伤型:取关元俞、志室,用烧山火法,不留针,起针后针手小节,用平补平泻法,留针30分钟,在留针期间3～5分钟,行针1次,边操作边让患者活动腰部,尽量让患者站起来活动腰和下肢,以活血化瘀,疏经止痛。

陈旧型:取志室、肾俞、秩边、阿是穴,用烧山火法,留针10～20分钟,以补肾培元,理气活血,疏经利节。腰肌有硬结、条索状肿物的,在结节、条索状肿物的边缘进针,用烧山火法,以消坚散结。局部青紫有瘀血的,配膈俞、肝俞,用平补平泻法,以活血化瘀。放射到下肢痛、行动不便的,配秩边、环跳,用平补平泻法,以疏经止痛。

（二十三）肩关节周围炎

针肩髃、肩髎、天宗、肩贞,用热补法或加灸10～20分钟,以活血止痛,通利关节。肩肱连动,肩缝处有压痛,后伸困难,配肩缝、尺泽、阴陵泉。肩髃处有压痛,上举困难,配肩髃透极泉、曲池、巨骨、条口透承山。天宗处有压痛,内收困难,配肩贞、后溪、申脉。肩髎处有压痛,外展困难,配臑俞、外关、阳陵泉透阴陵泉。

以上配穴,上肢的针起完后再针下肢穴,针下肢穴时边操作边嘱患者做上举、外展、内收等运动,以锻炼患肩的活动,而提高疗效。

（二十四）单纯性甲状腺肿

取阿是穴,用围刺,提插法,轻者不留针,重者留针10～20分钟,以消坚散结。

（二十五）腱鞘炎

在肿处用毫针围刺。前臂桡侧,配曲池、偏历、列缺、阳溪、合谷。腕部,配外关、阳溪、阳池。

以上配穴用平补平泻法,消肿止痛。配留针10～20分钟,以疏经活血,消肿止痛。

（二十六）腱鞘囊肿

患处常规消毒,用三棱针在囊肿顶端刺破皮肤,勿刺透囊肿下层,然后迅速将针拔出,同时以掐持囊肿的手用力掐挤囊肿,挤净囊肿内胶性黏液,用胶布垫消毒棉贴盖针眼。如有复发,4～8天后再用毫针围刺法,在囊肿前后、左右沿皮向中间斜刺4针,留针10～20分钟。

（二十七）创伤性肿痛（软组织损伤）

针阿是（局部）、小节（腰以上的针手小节,腰以下的针足小节）。

颈项部:配风池、天柱。

胸胁部:配膻中、膈俞。

腰背部:配肝俞、肾俞。

肩臂部:配肩髃、曲池。

腕以下:配外关、合谷。

腿膝部:配血海、足三里。

踝以下:配悬钟、三阴交。

以上配穴,用平补平泻法,起针后,小节留针 20~30 分钟,每 3~5 分钟行针 1 次,并在行针时让患者活动肿痛部位,以疏经活血,消肿止痛。

(二十八)颈淋巴结结核

针阿是穴(在肿大的淋巴结周围),用围刺法。曲池沿皮透臂臑,用泻法留针 10~20 分钟,以疏经散结。如结核坚硬而大的用消毒缝衣针将蘸有砒霜的药线,由结核外面的皮肤进针,穿过结核由对面的皮肤将线取出,以攻毒散结。

(二十九)急性淋巴管炎

用三棱针先针红丝疔之顶端刺破出血,然后再将红丝疔之起端和中间点刺出血,俗称截头、断尾、斩中腰,以泻血中毒热。

(三十)腮腺炎

针翳风、颊车、合谷,用凉泻法,留针 20~30 分钟,商阳、少商点刺出血,以疏风清热,消肿止痛。高热配风池、大椎、曲池、外关,用凉泻法,以祛风散邪。呕吐配中脘、足三里、内关,用泻法,以清热降逆。

(三十一)闭经

针关元、气穴、三阴交。

虚证:消化不良,腹胀溏泻属于脾胃虚弱,配中脘、天枢、章门,用热补法,以健脾养血。腰酸腿软、肢冷无力属于肝肾不足,配肝俞、肾俞、关元俞、膀胱俞、气海,用热补法,以补益肝肾。

实证:心烦急躁、胸胁胀满属于肝郁气滞,配肝俞、膈俞,用平补平泻法,以理气活血。1 日 1 次。10 次为 1 个疗程,每疗程后休息 3~5 天。

(三十二)小儿营养不良症

针中脘、天枢,用点刺法,以通调肠胃。腹泻脱肛,配建里、气海、腰俞、会阳,用补法,以补中益气。完谷不化,配足三里,用平补平泻法,以健脾调胃,消食导滞。虚热烦躁,配三关穴放血,以清热养阴。吐奶和吐食,配内关,用平补平泻法,以和中止吐。

以上治疗可同时配用捏脊法(3 次),以通调肠胃。

(三十三)百日咳

取大椎、陶道、身柱、定喘、肺俞、列缺,用平补平泻法,留针 10~20 分钟,以疏风清肺,止咳化痰。喉痒,配天突、旁廉泉,以润喉降逆。痰多气短,配膻中、丰隆,以理气化痰。

(三十四)急性结膜炎

针风池、太阳、合谷,用泻法,上星、攒竹、鱼腰、少商点刺出血,内睛明用压针缓进法,留针 10~20 分钟,以清热散风,消肿止痛。

（三十五）近视

针风池、攒竹、鱼腰、太阳、承泣透睛明，用补法，以益气明目。体弱血虚，配肝俞、肾俞、光明，用补法，以补益肝肾，养阴明目。每日针1次，10次1个疗程，每疗程后休息3～5天。梅花针叩打后项、骶部、眼区，以活血明目。每日1次，14次为1个疗程

（三十六）视网膜出血

针风池、曲鬓、角孙，用热补法，使热感传到眼底。内睛明用压针缓进法，太阳、鱼腰、攒竹、阳白、四白用平补平泻法，留针10～20分钟，以活血化瘀，清头明目。玻璃体混浊有陈旧性积血，配瞳子髎透太阳、阳白透丝竹空，以通络活血，祛瘀生新。眼底静脉曲张、有出血先兆时，配上迎香点刺，脑空、合谷、三阴交用平补平泻法，以清热散瘀，防止出血。肝肾不足（或见血小板降低），配大椎、身柱、膏肓、肝俞、肾俞，用热补法或加灸，以补益肝肾，养血明目，预防复发。每日1次，10次1个疗程，每疗程后休息3～5天。

（三十七）视神经萎缩

针风池，用热补法，不留针，使热感传到眼底，内睛明用压针缓进法，瞳子髎、攒竹、球后用平补平泻法，留针10～20分钟，以通络明目。头晕烦躁，配丝竹空、鱼腰、曲鬓、肝俞、合谷、光明，用平补平泻法，以镇静安神。遗精阳痿，疲乏无力，配脑空、大椎、肝俞、肾俞，用热补法，以培补肝肾，益精明目。每日1次，12次为1个疗程，每疗程后休息3～5天。

（三十八）内耳眩晕症

针风池、百会、神庭、听宫、内关、合谷、丰隆，用平补平泻法，以温阳化湿，升清降浊。心慌不能入睡，配印堂、神门，以安神定志。神志昏迷，配人中，以开窍醒神。耳聋、耳鸣，配耳门、听会，以清泻肝胆，利窍聪耳。头胀痛、眼球震颤，配太阳、攒竹，以祛风止痛。恶心呕吐，厌食，配中脘、三阴交，以平肝和胃。

（三十九）链霉素中毒性耳聋

风寒上扰、寒湿内停型：取风池、合谷，用烧山火法，听会、上迎香用平补平泻法，以祛风散寒，利湿开窍。

肝胆火盛、蒙闭清窍型：取风池、支沟、百会、听宫、翳风用凉泻法，以疏泻肝胆，开窍聪耳。

经络失养、耳窍不聪型：取耳门、听宫、听会、翳风、百会、风池、哑门、支沟、液门、合谷，用平补平泻法，以疏经活络，开窍聪耳。

（四十）鼻炎

风寒型：针风池、攒竹、迎香、合谷，用烧山火法，以祛风散寒。

湿热型：针上星、上迎香、迎香、合谷，用泻法，以清热化浊。头痛、眩晕，配百会、头维，用泻法，留针20～30分钟，以镇痛安神。咳嗽、喷嚏，配风门、肺俞、上迎香，用平补平

泻法,以疏风润肺。

(四十一)急性扁桃体炎

取翳风、扶突、合谷、足三里,用泻法,留针10～20分钟,少商、商阳点刺出血,以疏风解热。发热怕冷,配风池、大椎,用泻法,以疏散风寒。咽喉肿痛,吞咽困难,配颊车、十宣,用泻法,以清热利咽。肺燥阴虚,配列缺、照海,用平补平泻法,以滋阴润肺。

第三章　针灸治病八法

郑魁山教授根据《黄帝内经》、《难经》中有关针灸治病的理论指导,结合自己数十年的临床经验,应用八纲辨证、八法治病的原则,总结创立了汗、吐、下、和、温、清、消、补的针刺治病八法配穴和处方,在针灸学理、法、方、穴、术各个环节的长期临床实践中,以中医基础理论辨证论治、治疗八法为指导,努力探索针灸配穴和针刺手法的应用规律,总结出一套独特见解。郑老认为针灸只要辨证清楚、配穴得当、手法精炼,便可达到汗、吐、下、和、温、清、补、消的目的。

第一节　汗法

《素问·阴阳应象大论》说"其在皮者,汗而发之",指的就是病邪在肌表的,应用汗法外解的治疗法则。《医学如门》说"汗,针合谷入二分,行九九数,搓数十次,男左搓、女右搓,得汗行泻法,汗止身温出针……",指的就是针灸利用经穴,开泄腠理、发汗祛邪治疗表证的方法。

一、发散风寒

取风池、大椎、身柱、风门、合谷、后溪,用烧山火法,使其产生热感发汗,主治感冒,头痛,恶寒,发热无汗,脉浮紧的表寒证。鼻塞流涕,配上迎香、迎香、列缺,用平补平泻法,以祛风开窍。

二、清透表热

取大椎、陶道、身柱、肺俞,用丛针扬刺法,刺之出血;列缺、合谷用透天凉法,使其产生凉感发汗,主治感冒发热,咳嗽痰喘,脉浮数有力的表热证。如目窜面青,神昏不安,痰涎壅盛,配百会、印堂、人中、少商、商阳、中冲,用点刺法出血,以清热宣肺,祛痰开窍。

三、注意事项

在大吐、大泻、大失血之后不可用汗法；气虚、阴虚患者，必要用汗法时，可先针足三里补气，或照海滋阴，然后再行发汗，以达到祛邪而不伤正的目的。

第二节　吐法

《素问·阴阳应象大论》说"其高者，因而越之"，就是指病邪在上，胸满脘胀的，应用吐法催吐急救的治疗法则。《医学入门》说"吐，针内关入三分，先补六次，泻三次，行子午捣臼法三次，提气上行，又推战一次，病人多呼几次，即吐……"，就是指针灸利用经穴催吐，引导有害物质吐出的方法。

一、涌吐风痰

取天突或旁廉泉，用导痰法。即以左手拇指或食指紧按天突穴，候至患者作呕时，速刺天突穴，欲使其激起内脏反射作用，上涌作呕，即可将顽痰涌出。如不能将顽痰涌出再以左手拇指和食指紧切左右廉泉穴，候至患者作呕时，用指切速刺法针右旁廉泉，速刺速出，再作呕时，再速刺左侧旁廉泉，欲使其激起内脏反射作用，上涌作呕，即可将顽痰涌出。如患者极力作呕，口吐黏液，而痰仍不能顺利涌出时，急将患者扶起，医者两手用力撑肋，拇指紧按两侧肾俞穴，就可以促其将顽痰涌出，主治中风闭证和小儿惊风所致痰阻咽喉不能吐出的险证。如中风不语，配风府，用凉泻法，针时让患者喊"一、二"，金津、玉液用金钩钓鱼法（用速刺法进针 2.5 分，找到感觉后，拇指向前捻，用针尖拉着有感觉的部位抖提几次），能起到清热开窍，诱导说话的作用。

二、通结催吐

取中脘、幽门，用催吐法。即以左手中指紧按中脘穴，右手持针刺入 8 分，找到感觉用关闭法，中指压在针的下方，其他四指压按在左右两侧（称为"五穴取一"），右手持针的针尖和左手压按的指力，随其出气向胸部努力推进 1 分，随其人气左手减轻压按将针尖提退 1 分，反复操作几次，使感觉向上传导，欲使其气向上攻，激起内脏反射作用，上涌作呕，急速将针拔出，就可以将胃脘停留难以消化的食物呕吐而出。如患者仍不能呕吐时，急用左手食、中指压按左右幽门穴，其他手指压按在左右两侧，候患者作呕时，速刺右侧幽门，再作呕时，再速刺左侧幽门，即可促其呕吐。主治食物中毒或宿食停滞、壅塞胃脘、欲吐不出的险证。如肝郁气滞,胸脘隐痛,两胁胀满,呃逆厌食,配期门、行间,用凉泻法,中脘、足三里用平补平泻法,以疏肝理气。

三、注意事项

年老体弱、慢性病、妊娠期、产后、大失血后、气虚、气短、哮喘患者,都不能用吐法。

第三节 下法

《素问·阴阳应象大论》说"中满者,泻之于内",《素问·至真要大论》说"盛者泻之",就是病邪在中焦,腹中胀满的,应用泻法攻下的治疗法则。《素问·针解》说"满而泄之者,针下寒也,气虚乃寒也……邪胜则虚之者,出针勿按……刺实须其虚者,留针阴气隆至,乃去针也",《医学入门》说的"下,针三阴交入三分,男左女右,以针盘旋,右转六阴数毕,用口鼻闭气,吞鼓腹中,将泻插一下,其人即泻,鼻吸手泻三十六遍,方开口鼻之气,插针即泻……",就是针灸利用经穴,泻热导滞,排除肠胃积结,通便止痛,推陈致新的方法。

一、泻热通便

取大肠俞、天枢、丰隆、足三里,用凉泻法,使其产生凉感下泻,主治胃肠积热,腹痛拒按,大便秘结,脉数有力的实热证。如年老体衰、气血亏耗、肠失濡养的阴虚便秘,则取支沟透间使,用泻法,次髎、三阴交、照海用补法,以清热养阴,润肠通便。

二、清肠导滞

取中脘、天枢、气海、曲池、足三里,用凉泻法,使其产生凉感通便,主治湿热阻滞、腹痛便秘或下痢赤白、里急后重、脉滑数的湿热证。如小儿食积痞块,取上脘、中脘、建里,用平补平泻法,不留针,取三关穴用点刺法出血,以健脾助运,消积化滞。

三、注意事项

表邪未解、妇女妊娠、产后、大出血不能用下法。年老体衰以及虚弱患者应慎用,或攻补兼施。

第四节 和法

《素问·至真要大论》说"谨察阴阳所在而调之,以平为期",就是指病邪在半表半里或阴阳偏盛偏衰的,应用和法和解与调整平衡的治疗法则。《灵枢·终始》篇说的"阴盛而阳虚,先补其阳,后泻其阴而和之;阴虚而阳盛,先补其阴,后泻其阳而和之",就是针灸利用经穴调和机体在生理、病理、机能上的偏盛偏衰、扶正祛邪的方法。

一、和解少阳

取大椎、陶道、身柱、液门、外关透内关、侠溪,用阳中隐阴法,使其先热后凉,主治外感病,邪传半表半里,出现寒热往来,胸胁苦满,口苦咽干,心烦喜呕证候。如疟疾,在发作前1～2小时取大椎、陶道、身柱,针后加灸10～20分钟,能起到扶正截疟的作用。

二、疏肝理气

取神封、上期门、膻中、膈俞、肝俞,用平补平泻法,支沟、阳陵泉留针10～20分钟,主治肝气郁结的胸胁胀痛。如肝阳上亢,头痛、眩晕、失眠,取百会、印堂、神门、三阴交,用平补平泻法,留针20～30分钟,有平肝潜阳、养阴安神的作用。肝气下滞、出现病气、偏坠、睾丸抽痛,配大敦,针后加灸10～20分钟,照海、中都用平补平泻法,留针20～30分钟,有舒经活血、行气止痛的功能。

三、和血调经

取气海、关元、气穴、合谷、三阴交,用平补平泻法,留针10～15分钟,使其产生胀感,主治妇女月经不调、经闭、痛经等症。如痛经、取关元、归来、三阴交用平补平泻法,留针20～30分钟,有疏肝理气、活血止痛的作用。

四、注意事项

表邪未解或邪热传里均不能用和法。和法用于病邪既不在表又不在里,而在半表半里之间。此外和法还能调和气血、调和肝胃、调和阴阳,使机体达到平衡,是符合古人所谓"平则不病"的道理的。因此,和法在针灸的应用方面是最广泛的。

第五节 温法

《素问·至真要大论》说"寒者热之"和"清者温之",《素问·阴阳应象大论》说"形不足者,温之以气",就是感受寒邪或形体虚寒的,应用温法温经散寒补气的治疗法则。《灵枢·经脉》篇说"寒则留之",《灵枢·九针十二原》篇说"刺寒清者,如人不欲行"(即急进,慢退),《针灸大全》说的"有寒则温之",就是针灸利用经穴消除沉寒阴冷、补益阳气的方法。

一、温中散寒

取上脘、中脘、建里、下脘、梁门、足三里或膈俞、肝俞、脾俞、胃俞,用热补法或留针加灸10～15分钟,使其产生热感,主治胃脘隐痛,得温则减,消化不良,脉沉缓的虚寒证。如胃脘剧痛,恶心呕吐,取内关、公孙,留针20～30分钟,以疏调肝脾,镇痛止呕。

二、滋肾壮阳

取肾俞、关元俞、次髎,用热补法,使腰部产生热感,主治腰痛腿软,脉沉细无力的虚寒证。如腰背剧痛,不能转侧,配委中、秩边、人中,用热补法,留针10～15分钟,以散寒镇痛。

三、温通经络

上肢取大椎、大抒、膏肓、肩髃、肩髎、曲池、外关、合谷、后溪,下肢取肾俞、关元俞、次髎、秩边、环跳、风市、阴市、阳陵泉、足三里、绝骨、解溪、申脉,按顺序由上而下针刺(通经接气法),用热补法或针后加灸10～15分钟,使其产生热感,主治瘫痪、痿软、风湿痹症。如下肢瘫痪,取环跳、风市、阳陵泉、绝骨,用热补法,使热感传到足趾,以温经活血,恢复功能。肩痛不举取天宗、肩髎、肩髃、天髎透肩井、条口透承山,用热补法,俗称"穿胛热"。能祛寒镇痛,疏经利节。

四、注意事项

实热证不可用温法。

第六节 清法

《素问·至真要大论》说"温者清之"，《针灸大全》说"有热则清之"，指的就是病邪化热，耗伤津液，应用清法清热养阴的治疗法则。《灵枢·经脉》篇说"热则疾之"，《灵枢·九针十二原》篇说的"刺诸热者，如以手探汤"（慢进，急退），就是针灸利用经穴，清热除烦，生津止渴的方法。

一、清热开窍

取百会、人中、承浆、十宣，用点刺法出血，主治中风窍闭，中暑昏迷，小儿惊厥，热极神昏，癫痫，脏躁等证。如疯狂、脏躁，在痰迷心窍、精神失常、哭笑打骂、不识亲疏时，取内关、合谷，用赤凤摇头法，人中、承浆、百会、巨阙、中脘、丰隆、太冲用凉泻法，留针20～30分钟，使其产生凉感，以熄风降痰，清热开窍。

二、清热养阴

取尺泽、委中，用三棱针点刺出血，排其血中毒热，主治霍乱腹痛，上吐下泻之急证。如呕吐不止，取内关用泻法，留针20～30分钟，能清热止吐，如吐泻之后，津液耗损，正气大亏，脉细无力的脱证，取气海、神阙灸20～30分钟，中脘、天枢、足三里用补法，以疏导气机，回阳救阴。

三、清热解毒

取风池、大椎、颊车、翳风、合谷，用凉泻法，使其产生凉感，留针20～30分钟，少商、商阳用点刺法出血，主治痄腮（腮腺炎）、咽喉肿痛、口唇生疮等温毒积热证。如项后发际疮疖（毛囊炎），取大椎、身柱、灵台、筋缩、脊中、命门、腰阳关、腰俞，用丛针扬刺法，使之出血，是采取"釜底抽薪"治则。

四、注意事项

体质虚弱、大便溏泻的虚寒证，不可用清法。

第七节　补法

《灵枢·经脉》说"虚则补之",《素问·阴阳应象大论》说"因其衰而彰之",《针灸大全》说"补则补其不足",就是形体衰弱或气血不足的,应用补法益气养血的治疗法则。《素问·针解》说"刺虚须其实者,阳气隆至,针下热,乃去针也",《灵枢·官能》说的"阴阳皆虚,火自当之",就是针灸利用经穴扶正祛邪,补益人体的阴阳气血和脏腑虚损的方法。

一、培元固本

取神封、幽门、中脘、列缺、太渊、足三里、照海,用热补法,大椎、百劳、肺俞、心俞、膏肓、肝俞、脾俞、肾俞,针后加灸10～20分钟,使其产生热感,主治喘咳气短、消化不良、自汗、盗汗等脏腑虚损证。如阳痿早泄、遗精、遗尿,取肾俞、关元俞、膀胱俞、关元、三阴交,用热补法或针后加灸,以补肾益精,固本壮阳。

二、补中益气

取中脘、关元、天枢、腰俞、会阳、长强,用热补法或针后加灸20～30分钟,使腹部和肛门温热,主治久泻不止,脱肛不收,腹痛喜温,苔薄白,舌质淡,脉迟无力的脾胃虚寒证。如五更泄泻,神衰厌食,配脾俞、胃俞、关元俞,用热补法或针后加灸,以温肾暖脾,涩肠固脱。

三、固崩止带

取大赫、中极、归来、三阴交,用热补法,留针10～15分钟,使其产生热感,主治经行不止、赤白带下、脉细无力、冲任不固的虚寒证。如血崩不止,神昏不语,面白脉微的脱证,取隐白、人中,用补法,行间用平补平泻法;大敦针后加灸10～20分钟,以回阳固脱,补气摄血。

四、注意事项

邪气实不能用补法,邪气未尽不能早用补法,虚中夹实不能单用补法。针灸补法是调整人体生理功能,调动体内积极因素,抗御病邪的治疗方法,故在临床上应用较广泛。

第八节 消法

《素问·至真要大论》说"坚者削之"和"结者散之",就是指气血积聚或痰湿凝滞的,应用消法软坚磨积的治疗法则。《素问·阴阳应象大论》说"其实者,散而泻之",《灵枢·小针解》说"苑陈则除之"和"邪胜则虚之",就是指针灸利用经穴消积化滞、破癥散结的方法。

一、破瘀活血

取风池、角孙、曲鬓、攒竹、太阳,用热补法,使热感传到眼底,俗称"过眼热"。内睛明用压针缓进法,留针10~20分钟,使眼底有痒胀热感,能化散玻璃体内的瘀血,并使瘀血吸收。主治视网膜出血,暴盲、青盲、云雾移睛等眼病。如身体羸弱、反复出血,配大椎、肝俞、肾俞,用热补法,肝补肾、益气养血、清头明目。

二、消肿止痛

取小节(腰部以上的取手小节,腰部以下的取足小节),用平补平泻法,留针20~30分钟,在留针期间,每5~6分钟操作一次,使感觉放散传导,同时让患者活动肿痛部位,以缓解疼痛,主治创伤性疼痛。如红肿严重,局部用围刺法或施熨热灸20~30分钟,以活血散瘀。用局部灸法治疗冻疮也有显著效果。

三、消坚散结

取阿是穴,用三棱针点刺,挤出胶状黏液,主治腱鞘囊肿。局部用围刺提插法,主治瘿气。取扶突透天窗、天髎透肩井、曲池透臂臑,用平补平泻法,留针20~30分钟,主治溃疡。如溃疡坚硬,配阿是穴,但小似豆的,针向核中直刺,大如核桃的,用围刺法或针向核边斜刺,进至缝隙后用苍龙摆尾法,徐徐拨动,能活血散瘀,散结消肿。

四、注意事项

消法是针灸常用法之一,虽然没有重要禁忌证,但对体质虚弱的患者应当慎用。

第四章 创新针刺手法及其临床应用

第一节 热补、凉泻法及临床应用

一、热补法

通过实验证明,热补法比烧山火法、进火补法操作简便,它不但能使患者产生热感,刺激量介于两者之间,而且能使皮肤温度升高,临床应用非常广泛。

(一)操作方法

医者左手食指或拇指紧按针穴,右手持针将针刺入穴内,候其气至,左手加重压力,右手拇指向前连续捻按3～5次,候针下沉紧,针尖拉着有感应的部位,连续急(重)插慢(轻)提3～5次;拇指再向前连续捻按3～5次,针尖顶着产生感觉的部位守气,使针下继续沉紧,产生热感。根据病情留针后,缓慢将针拔出,急扪针穴。

(二)适应证

中风脱证、瘫痪麻木、风湿痹症、腹痛泄泻、阳痿遗精等一切虚寒证。临床应用本法,针刺中脘、天枢、气海、腰俞、会阳等穴,使之产生热感,治疗腹痛、溏泻等一切虚寒证,都有明显效果。

(三)临床应用

1.视神经萎缩

黄劲柏对一例视神经萎缩患者,证属肝肾不足,目失濡养,治以滋养肝肾,活血明目。穴选风池、肝俞、肾俞。风池用热补法,配合押手的推弩,使热胀感传到眼区,不留针;肝俞、肾俞用热补法,留针30分钟。经针14次,视力上升为右0.6,左0.5,共56次,诸症基本消失,视力右0.9,左0.9,眼底及视野复查,均属正常(黄劲柏,1998)。

2.耳鸣

黄劲柏对一例耳鸣患者,证属肝胆火盛,少阳经气闭阻,治以疏肝利胆,通关开窍。

穴选风池(右)、听宫、中渚。风池用热补法,得气后押手大指向右耳推弩,当时患者觉有一带状物向耳内传导,耳内有虫爬样感觉,守气1分钟后出针。听宫、中渚施以泻法,留针20分钟。针刺1次后,患者即觉耳鸣减轻,听力有所恢复,可以听见对面人说话。守上法继续针治2次,耳鸣痊愈(黄劲柏,1998)。

3.嗅觉消失

黄劲柏对一例嗅觉消失患者,证属风寒侵袭,鼻窍失灵,治以祛风散寒,通经利窍。单选风池一穴,用热补法,针刺得气后用押手将针下气至感觉推向鼻部,当时患者即感鼻子酸胀难忍,守气1分钟后出针。次日,患者家属来告,病人回家后能闻见肉香,尝出味道,1次告愈(黄劲柏,1998)。

4.舌短缩

黄劲柏对一例舌短缩患者,证属髓海受损,瘀血内停,经络阻滞,治以通经行气,活血化瘀。取风池,用热补法,针尖朝下,令得气感向口部传导,同时点刺金津、玉液,治疗5次后,舌头能伸出,发音清晰,语言自如(黄劲柏,1998)。

5.小儿上睑下垂

郑强霞等对小儿上睑下垂,取常用穴睛明、攒竹、太阳、鱼腰、四白、风池等。辨证加减:先天不足、肾阳衰弱者宜温补肾阳,加命门、三阴交、太溪;后天不足、脾胃虚弱者宜健脾益气,加足三里、脾俞、胃俞;风中睑络者治宜疏风通络,加外关、合谷。每日治疗1次,10日为1个疗程,也可根据病情隔日进行治疗。治疗2个月后,症状明显好转,患儿眨眼有所改善,眼睑可以完全闭合,双眼平视基本对称。查视力与治疗前无差别。后随访至今,无复发。(郑强霞 等,2006)。

6.面瘫

黄劲柏等对一例面瘫患者,证属汗出当风,风邪外侵,营卫失调,治以祛风解表。主穴风池,行热补法,令患者前额出现细密汗珠,同时配太阳、下关、颧髎、地仓透颊车、合谷,留针10分钟,治疗2次后症情好转,左眼已能闭合,出现额纹,针达5次时,诸症消失(黄劲柏 等,1994)。

7.肩周炎

赵海红等对83例肩周炎患者,肩缝处有压痛,后伸困难,取肩缝、尺泽、阴陵泉;肩缝处有压痛,上举困难,取肩髎透极泉、曲池、巨骨、条口透承山;天宗处有压痛,内收困难,取肩贞、后溪、申脉;肩缝处有压痛,外展困难,取臑俞、外关、阳陵泉透阴陵泉。用热补针法:术者左手拇指或食指紧按穴位,右手将毫针刺入至5分深左右,候其气至,接着左手加重压力,右手捻转5秒钟,候针下沉紧,针尖拉着有感应时,连续重插轻提10秒钟,右手再连续捻转45秒钟,针尖顶着产生感应的部位守气,使针下持续沉紧,然后出针。

或再加灸10~20分钟。针刺配穴,须上肢的针起完后再针刺下肢,针刺下肢穴位时,边操作边嘱患者做上肢上举、外展、内收等运动,以锻炼肩部,提高疗效。每日1次,10日为1个疗程。治疗结果:经过2个疗程的治疗,83例中40例治愈(肩部疼痛完全消失,肩关节活动恢复正常),26例显效(肩部疼痛基本消失,肩关节活动基本恢复正常),16例有效(肩部疼痛有所减轻,肩关节活动部分改善),1例无效(治疗前后症状无变化或加重),总有效率为98.80%(赵海红 等,2007)。

8.腰椎间盘突出症

吴世忠运用短刺热补法与定位侧搬法治疗腰椎间盘突出症60例。主穴:取腰突点(位于腰椎间盘突出侧的同侧,距突出侧的棘突间隙的中点3~3.5厘米处)。配穴:下肢疼痛偏足太阳经配患侧秩边、委中、束骨,偏足少经配患侧环跳、阳陵泉、足临泣。针刺方法:腰部和臀部穴选用3寸针灸针,下肢穴选用2寸针灸针。穴位常规消毒,腰突点进针后慢进直达横突,然后退针少许,作25°角向下向内沿横突的下缘进针,直达神经根,此时常出现麻、酸、胀等异感直传至足。若未出现,则提针少许,稍变针刺方向再进针,直至出现异感,然后提针少许行热补法。热补法操作如下:术者左手食指或拇指紧按针穴,右手将针刺入穴内,候其气至,左手加重压力,右手拇指向前连续捻按3~5次,候针下沉紧,针尖拉着有感应的部位连续重插轻提3~5次,针尖顶着产生感觉的部位守气,使针下继续沉紧,留针。秩边和环跳进针后,深刺至出现麻木或放电感直传至足。其他穴位得气后平补平泻,留针30分钟。10分钟后依上法行针1次。治疗1日1次,10次为1个疗程,疗程间休息3天,治疗2个疗程统计疗效。在此基础上再配合定位侧搬法。结果本组痊愈32例,占53.3%;显效21例,占35%;有效5例,占8.4%;无效2例,占3.3%;总有效率为96.7%(吴世忠,2011)。

9.类风湿性关节炎

张智龙运用意气热补法治疗类风湿性关节炎66例。取穴:早期取双侧风池、曲池、外关、合谷、血海、阴陵泉、阳陵泉、足三里、悬钟、太冲、八邪、八风,晚期加取大椎、至阳、筋缩和双侧大杼、曲泽、委中。方法:曲池、外关、阳陵泉、足三里、悬钟均施以意气热补法,八邪、八风施以点刺微出血法,曲泽、委中施以刺络放血法,余穴采用平补平泻手法。病变早期留针20分钟,每日1次,晚期留针40分钟,间日一次,均不计疗程。采用本法治疗期间,停服一切药物,单纯用本法治疗,不配合其他方法。手法:意气热补法,针入得气后,慎守勿失,全神贯注于针尖,将针小幅度徐进疾退提插3~5次,最后以插针结束,不分天、地、人。继而拇、食指朝向心方向微捻其针(约180°),紧捏针柄,保持针体挺直不颤动,意守针尖,以意行气至病所,而后守气,使气聚生热(阳盛则热)。曲泽委中放血法:令患者仰卧,将臂(腿)伸直,欲刺部位常规消毒。押手按压于所欲刺穴位旁,使其处的皮肤绷紧,静脉怒张。刺手拇、食、中指持针,呈持笔状,露出针尖,用腕力迅速、平稳、准确地点刺穴位(静位),深度为0.5～1分,随即迅速退出,押手同时放松。令血充分流出,以血色由紫暗转为鲜(或淡红)为度,用消毒过的干棉球擦血、止血,以防感染。治疗结果:本组66例,临床治愈40例,占60.60%;显效8例,占12.12%;好转10例,占15.15%;无效8例,占12.12%;总有效率为87.88%(张智龙,1990)。

10.坐骨神经痛

张智龙运用意气热补法治疗坐骨神经痛60例。原发性坐骨神经痛取患侧环跳、风市、阳陵泉、昆仑、太冲,继发性坐骨神经痛加取双侧大肠俞、患侧承筋。每次治疗时于环跳、阳陵泉施以意气热补法,以达到全腿发热为止,其余各穴用平补平泻手法,留针30分钟,每日1次,至停止治疗,不计疗程。操作手法:针入得气后,慎守勿失,刺手持针,保持针体挺直,全神贯注于针尖,小幅度徐进疾退提插3次,不分天、地、人。然后刺手拇、食指朝向心方向微捻其针(约90°),紧捏针柄保持不动,意守针尖,行气至病所,而后守气,使之逐渐产生热感。治疗结果:60例中,痊愈40例,显效19例,好转1例。其中原发性坐骨神经痛21例,全部治愈,继发性坐骨神经痛39例,痊愈19例,显效19例,好转1例,痊愈率48.7%。经统计学处理,$u=4.024$,$P<0.01$,两者差异非常显著,说明本法对原发性的疗效高于继发性。病程半年以内者36例,痊愈32例,显效4例,痊愈率88.8%;病程半年以上者24例,痊愈8例,显效15例,好转1例,痊愈率33.3%。$u=4.995$,$P<0.01$,两者差异非常显著,说明疗效与病程长短有关,病程愈短,疗效愈高。本组60例中痊愈者平均针治11.06次,显效者平均针治28.5次,说明疗效的高低与疗次无正比关系(张智龙,1998)。

11.痹症

李杜非运用热补法治疗痹症96例。选穴:行痹治宜疏风散邪通络定痛取膈俞、血海为主穴,痛痹治宜温经散寒止痛,取关元、肾俞为主穴,着痹治宜利湿通络,取足三里、商丘为主穴,热痹治宜清热通络,取大椎、曲池为主穴;其配穴可根据部位的不同选穴,肩部选肩三针、臑会、外关、臂臑,肘部选合合、天井、外关、尺泽,腕部选阳池、后溪、中诸、列缺、合谷,腰部选肾俞、肾脊、委中、腰眼,股部选环跳、承扶、秩边、风市、殷门,膝部选犊鼻、鹤顶、委中、膝阳关、阳陵泉,踝部选照海、昆仑、丘墟、太溪、申脉。治法:根据"虚者实之,满者泻之"的理论,若久病、正气已虚或寒邪偏胜施用热补手法。操作方法:热补手法不分天、地、人三部,一次插入所需要的进针深度,结合小提插术,重插轻提,气至有针感后向前多捻(左转)、向后少捻(右转)就能出现热胀感觉。热感传到病所效果更佳。施针后留针10～20分钟,出针时摇大针孔不加揉按。对痛痹、热痹、着痹久痛入络、瘀血停滞用刺血拔罐法。其方法是在患部穴位或痛点先拔火罐10分钟,然后用75%酒精消毒后再用三棱针刺皮肤下以出血为度,再拔火罐10分钟取出黑紫色瘀血,最后用消毒纱布覆盖,以防感染。疗程是每日针刺1次,连续6次为1个疗程,休息1日,再做第二疗程,最多5个疗程。结果:本组96例痹症患者,痊愈73例,占76%;显效15例,占16%;有效5例,占3%;无效3例,占3%;总有效率为96.85%(李杜非,1999)。

二、凉泻法

凉泻法比透天凉法、进水泻法简便,刺激量介于两者之间,实验证明,凉泻法不但能使患者产生凉感,而且能使皮肤温度下降。

(一)操作方法

医者左手食指或拇指紧按针穴,右手持针将针刺入穴内,候其气至,左手减轻压力,右手拇指向后连续捻提3~5次,候针下沉紧,提退1分左右,针尖向有感应的部位,连续慢(轻)插急(重)提3~5次;拇指向后再连续捻提3~5次,针尖拉着产生感应的部位守气,使针下松滑,产生凉感。根据病情留针后,急速将针拔出,不扪针穴。

(二)适应证

中风闭证、暑热高烧、谵语癫狂、目赤肿痛、牙龈肿胀、唇烂便秘等一切实热证。临床应用本法,针刺颊车、翳风、合谷等穴位,使之产生凉感,可以清热消肿。临床运用本法治疗痄腮也有明显效果。

(三)临床应用

李杜非运用凉泻法治疗痹证96例。选穴:行痹治宜疏风散邪通络定痛取膈俞、血海为主穴,痛痹治宜温经散寒止痛,取关元、肾俞为主穴,着痹治宜利湿通络,取足三里、商丘为主穴,热痹治宜清热通络,取大椎、曲池为主穴;其配穴可根据部位的不同选穴,肩部选肩三针、臑会、外关、臂臑,肘部选合合、天井、外关、尺泽,腕部选阳池、后溪、中诸、列缺、合谷,腰部选肾俞、肾脊、委中、腰眼,股部选环跳、承扶、秩边、风市、殷门,膝部选犊鼻、鹤顶、委中、膝阳关、阳陵泉,踝部选照海、昆仑、丘墟、太溪、申脉。治法:根据"虚者实之,满者泻之"的理论,属实证、热证施用凉泻手法。其具体操作方法按凉泻法的操作进行。对痛痹、热痹、着痹久痛入络、瘀血停滞用刺血拔罐法。其方法是在患部穴位或痛点先拔火罐10分钟,然后用75%酒精消毒后再用三棱针刺皮肤下以出血为度,再拔火罐10分钟取出黑紫色瘀血,最后用消毒纱布覆盖,以防感染。疗程是每日针刺1次,连续6次为1个疗程,休息1日,以进行第二疗程,最多5个疗程。结果本组96例痹症患者,痊愈73例,占76%;显效15例,占16%;有效5例,占3%;无效3例,占3%,总有效率为96.85%(李杜非,1999)。

（四）热补与凉泻针法的创新点与临床应用优势

郑魁山教授在其论著《郑氏针灸全集》中指出：热补手法比烧山火、进火补法简便，刺激量介于两者之间。适应证：中风脱证、瘫痪麻痹、风湿痹症、腹痛泄泻、阳痿遗精等一切虚寒证。凉泻这种手法比透天凉、进水泻法简便，刺激量介于两者之间。适应证：中风闭证、暑热高烧、谵语癫狂、目赤龈肿、唇烂便秘等一切实热证。

《金针赋》记载的复式针法烧山火、透天凉无论在临床疗效还是在实验研究方面，都取得了预期的效果，验证了其科学性和实效性。但其操作步骤比较烦琐，需要三部进针分层操作，临床操作难度较大，不易掌握，且刺激量较大，只能在四肢肌肉丰厚的部位施针，临床应用范围比较局限。郑老在历代医家经验基础上结合自己多年临床实践，汲取精髓，推陈出新，将古之烦琐针法简化成易于操作、掌握和运用的热补、凉泻针法，并创用捻针补泻、三五助补助泻法，不需分层，一部操作即可，不局限于肌肉丰厚的部位，扩大了临床选穴和应用范围，又不失烧山火、透天凉之功效，方便了后学。近年来郑魁山教授的弟子们在临床上运用热补法与凉泻法治疗相适应的各种虚寒型和实热型疾病都取得了显著疗效（方晓丽 等，2012）。

第二节　温通针法及临床应用

郑魁山临证以手法治疗疑难杂症而著称，温通针法是郑魁山在数十年的临床实践中，独创的治疗各种疑难杂症的特色针刺手法。具有操作简便、感传明显、起效快、疗效高等特点，适用于一切虚劳、瘀滞及寒湿、痰浊等虚实夹杂之证。该手法补泻兼施，能激发经气并通过推弩守气，推动气血运行，使气至病所，具有温经通络化痰浊、祛风散寒、行气活血、扶正祛邪的作用。

一、操作方法

左手拇指或食指切按穴位，右手将针刺入穴内，候气至，左手加重压力，右手拇指用力向前捻按9次，使针下沉紧，针尖拉着有感应的部位连续小幅度重插轻提9次，拇指再向前连续捻按9次，针尖顶着有感应的部位推弩守气，使针下继续沉紧，同时押手施以关闭法，以促使针感传至病所，产生热感，守气1～3分钟，留针后，缓慢出针，按压针孔。

二、临证运用

(一)治疗冠心病

辨证取穴:以内关穴为主穴。心阳亏虚、寒邪内侵者,配通里、心俞、厥阴俞;痰浊阻络者,配丰隆、胃俞、脾俞、中脘、足三里;气滞血瘀者,配膻中、膈俞、肝俞、太冲、脾俞。本病发生多为中老年人,肾气虚衰,不能鼓舞心阳。故郑老治疗本病除施以温通针刺手法外,常配以肾俞、京门,俞募相配,以顾护先天之本,鼓舞心阳,补气益肾阴。

操作方法:针刺时左手拇指按压在内关穴近腕横纹方,右手持1寸毫针刺入穴位0.5～0.8寸,施以温通针法,使针感传向心胸部,具有促进血液循环、调节心脏功能的作用,可宽胸降气,活血通络,宁心安神。临床对各种原因所致的心脏供血不足、心律不齐及心痛等疾患,都可用之。根据不同证型选取上述配穴,施以温通针法。实证手法刺激量重,守气时间长;虚证手法刺激量轻,守气时间短。

(二)治疗头面五官疾患

1.操作方法

针刺风池穴,患者正坐,自然体位,用1寸毫针,进针0.5～0.8寸,进针后,刺手仔细体会针下气至感觉,得气后再行温通针法,同时左手拇指紧按在穴位下方配合刺手将针感根据病情推向眼、耳、鼻、口等五官诸窍处,治疗相应部位的病变。守气后出针,不留针。风池穴处针感较明显,但临床不掌握针刺要领,无针感传导,则影响疗效。古人云"气至而有效",所以促使针感沿经络传至病所是提高疗效的重要手段。通过针尖方向的调整及左手拇指的推弩,将针感引向病所,以通关开窍,祛邪扶正,达到治疗疾病的目的。

2.辨证施治

(1)治疗眼病

以风池穴为主施温通针法,针尖朝向对侧目内眦,使热感传导到眼区,守气1分钟,不留针。促使瘀血消散、吸收,称为过眼热针法。

近视:治疗以风池穴为,主施温通针法,使热感传导到眼区,守气1分钟,不留针。配以攒竹、鱼腰、太阳、承泣透睛明,用补法,以益气明目。体弱血虚,配肝俞、肾俞、光明,用补法,以补益肝肾,养阴明目。

视网膜出血:治疗取风池、曲鬓、角孙,施温通针法,使热感传到眼底,内睛明用压针缓进法,太阳、鱼腰、攒竹、阳白、四白用平补平泻法,留针10～20分钟,以活血化瘀,清头明目。玻璃体混浊有陈旧性积血,配瞳子髎透太阳、阳白透丝竹空,以通络活血,祛瘀生新。眼底静脉曲张、有出血先兆时,配上迎香点刺,脑空、合谷、三阴交用平补平泻法,以清热散瘀、防止出血。肝肾不足(或见血小板降低),配大椎、身柱、膏肓、肝俞、肾俞,用热补法或加灸,以补益肝肾,养血明目,预防复发。

视神经萎缩:治疗取风池穴,施温通针法,使热感传到眼底,不留针。内睛明用压针缓进法,瞳子髎、攒竹、球后用平补平泻法,留针10～20分钟,以通络明目。头晕烦躁,配丝竹空、鱼腰、曲鬓、肝俞、合谷、光明,用平补平泻法,以镇静安神。遗精阳痿,疲乏无力,配脑空、大椎、肝俞、肾俞,用热补法,以培补肝肾,益精明目。

(2)内耳眩晕症

治疗取风池为主穴,施温通针法,针尖朝向鼻根,并利用左手紧按关闭穴位下方,配合刺手的推弩手法,使热感传到耳中或头顶部位,起到通窍聪耳的作用。配百会、神庭、听宫、内关、合谷、丰隆,用平补平泻法,以温阳化湿,升清降浊。心慌不能入睡,配印堂、神门以安神定志。神志昏迷,配人中以开窍醒神。耳聋、耳鸣,配耳门、听会以清泻肝胆,利窍聪耳。头胀痛、眼球震颤,配太阳、攒竹以祛风止痛。恶心呕吐,厌食,配中脘、三阴交以平肝和胃。

(3)药毒性耳聋

治疗取风池穴为主,用温通针法,进针0.5～0.8寸,得气后押手拇指向同侧耳部推弩,使热感传至耳中,达到通窍聪耳的作用。守气1分钟后出针。风寒上扰、寒湿内停型:配合谷用烧山火法,听会、上迎香用平补平泻法,以祛风散寒,利湿开窍。肝胆火盛、蒙闭清窍型:配支沟、百会、听宫、翳风,用凉泻法,以疏泻肝胆,开窍聪耳。经络失养、耳窍不聪型:配耳门、听宫、听会、翳风、百会、哑门、支沟、液门、合谷,用平补平泻法,以疏经活络,开窍聪耳。

(4)慢性鼻炎及嗅觉障碍

治疗取风池穴为,主用温通针法,针尖朝向鼻尖,针刺得气后用押手将针下气至感觉推向鼻部,守气1分钟后出针。风寒型:配攒竹、迎香、合谷,用烧山火法,以祛风散寒。湿热型:配上星、上迎香、迎香、合谷,用泻法,以清热化浊。头痛,眩晕,配百会、头维,用泻法,留针20～30分钟,以镇痛安神。咳嗽,喷嚏,配风门、肺俞、上迎香,用平补平泻法,以疏风润肺。

(5)眼睑下垂

治疗取风池、阳白、攒竹、鱼腰、太阳、足三里、脾俞、肝俞、申脉。风池穴用温通针法,左手关闭(左手拇指压于穴位下方经络,防止针感下传),右手持1寸毫针,斜向同侧眼球方向进针0.5～0.8寸,使针感向前额方向传导,待针感传至眼睑及眼眶时守气1分钟后出针。双侧针法相同,均不留针。脾俞、肝俞均行补法守气1分钟,不留针。阳白透鱼腰和攒竹透鱼腰交替选用,余穴均用补法,留针30分钟。

（6）偏头痛

取风池、太阳（均为患侧），双侧内关、合谷、阳陵泉、足三里。风池行温通法，针尖稍向患侧，进针0.5～0.8寸，左手紧按关闭风池穴下方，促使针感沿患侧至前额，使经脉通利，气血健运，稽留之风邪随血行而自灭，守气1分钟，出针。余穴行平补平泻法，以疏通经络，调理气血，留针20分钟。

（7）治疗早期面瘫

对面瘫的早期合理治疗至关重要。临床运用温通针法针刺远端穴位配合局部穴位轻浅刺法。隔日针治一次，减少了治疗频次，避免了对患侧强刺激所带来的不良反应。可提高治愈率，缩短疗程。

主穴：健侧合谷，患侧风池、太冲（双侧）。配穴：患侧翳风、头维、太阳、阳白、攒竹、鱼腰、下关、地仓、颊车、四白、禾髎、夹承浆。每次取主穴及3～4个配穴，轮换选用。

操作方法：选用28～30号1寸毫针，首先在健侧合谷进针0.5～0.8寸行温通针法，使患侧面部产生热感或走窜感，守气1分钟；其次针患侧风池，针尖朝向鼻尖方向进针0.5～0.8寸，行温通针法使针感到达前额部，守气30秒钟，不留针。最后取3～4个配穴（发病3日内取健侧穴）及太冲（双侧），用30号1寸毫针，轻、浅刺入0.3～0.8寸，不施手法，不行针；除风池穴所有穴位留针30分钟。隔日1次。

3.脑病

（1）血管性痴呆

郑老认为该病以肾虚为本，痰凝血瘀为标，本虚标实是老年性痴呆的基本病机。在治疗上强调标本同治，以活血化瘀，祛痰开窍，补肾填髓。温通针法通过激发经气推弩传导，使经气源源不断地通向病所，其推动作用具有行气血、消壅滞、温通经脉的功能。达到"活血化瘀，祛痰开窍，补肾填髓"的治疗作用，又达到"血脉和利，精神乃居，益智复聪"的效果。

主穴：人中、风池（双）、百会、内关。配穴：心肝火盛取太冲、行间、少府，气滞血瘀取合谷、血海，痰浊阻窍加足三里、丰隆，髓海不足加太溪、绝骨、大椎，肝肾不足加肝俞、肾俞、命门，脾肾两虚加脾俞、肾俞、足三里。口眼歪斜取患侧地仓透颊车、下关、迎香、合谷（健侧），半身不遂取患侧肩髃、曲池、手三里、外关、合谷、环跳、阳陵泉、足三里。

操作：以风池为主穴施以温通针法，用1寸毫针，针尖朝向鼻尖方向进针0.5～0.8寸，并利用左手紧按关闭风池穴下方，配合刺手的推弩手法使热感传到头顶部位，守气1分钟，不留针。以达行气活血、通利脑窍的目的，促进脑部的血液循环，使局部瘀血消散。余穴均施以温通针法，留针30分钟。

（2）小儿脑瘫

主穴：取风池、百会、四神聪、绝骨、肾俞、三阴交。配穴：说话不清加哑门、上廉泉，上肢运动无力加曲池、外关、合谷，下肢运动无力加髀关、伏兔、阴市、梁丘、阳陵泉，足内外翻加照海、申脉。

操作方法：以风池穴为主施以温通针法，用1寸毫针，针尖朝向鼻尖方向进针0.5寸左右，并利用左手紧按关闭风池穴下方，配合刺手的推弩手法，使热感传到头顶部位，守气1分钟，不留针。以达通利脑窍的目的。余穴均施以温通针法，留针30分钟。10天为1个疗程，连续治疗6个疗程。

风池、百会、四神聪、绝骨、肾俞、三阴交是郑老临床上治疗小儿脑瘫的经验穴。以上经验配穴更兼以温通针法，可以很好地达到调补肝肾、益精生髓、醒脑开窍、养心益智、疏经通络、强筋壮骨的目的。温通针法与经验穴的配合，是郑老几十年来在临床上用来治疗脑瘫行之有效的方法。

4.风寒湿痹症

对风寒湿侵袭所致的上肢麻木疼痛和肩凝症等，取天宗穴为主施用温通针法，使热感传导至肩部，起到散寒止痛的作用，称为穿胛热针法。

（1）肩周炎

治法：患者取俯伏位，在天宗穴处用指压法找到敏感点，左手拇指为押手，右手持1.5寸毫针直上斜刺1寸左右，得气后即行温通针法，使针感沿肩胛传至肩关节部，针尖顶住感应部位守气1分钟，然后退针至皮下，将针向下呈30°角刺入1.2寸左右，同样得气后施温通针法，使患者感觉肩关节有抽动感，守气1分钟；再退针至皮下，如此反复操作3次。使患者肩关节部感到温暖舒适，嘱活动肩关节数次，再取侧卧位，针肩前、肩髃、肩贞、条口穴，行温通针法，留针20分钟。

（2）上肢麻木

治法：患者取俯伏位，在天宗穴处找到敏感点，左手拇指为押手，右手持1.5寸毫针向腋窝方向斜刺，得气后行温通针法，使针感经肩关节沿上肢直达手掌，循经产生热感，守气1分钟，留针20分钟。同时配合针刺患侧曲池、外关行温通针法，点刺十宣。此法也可用于治疗上肢疼痛、震颤、拘挛等，疗效均好。

对中风后肢体偏瘫、痿软和风湿痹症等，病在上肢部，取风池、大椎、大杼、肩髃、曲池、外关、合谷、后溪等；病在下肢部，取肾俞、关元俞、环跳、风市、阳陵泉、足三里、悬钟、足临泣等。治疗时按顺序由上而下依次针刺，用温通针法，使热感传导至肢体远端，起到活血通脉、恢复肢体运动功能的作用，称为通经接气法。

第三节　郑氏家传针刺手法及临床应用

古今实践证明,针灸治病,针刺手法至关重要。目前对针刺手法研究的报道很多,但究其大概,不外补法、泻法和平补平泻法3类。"西北针王"郑魁山教授,传承先祖毓琳公家学渊源,在专擅烧山火、透天凉手法之后,又从古代烦琐复杂的针刺手法中,潜心揣摩,经过长期的临床实践,总结出8种常用针刺手法,它们具有简便易学、实用效速的特点。现将郑氏8种家传针刺手法的说明、操作方法及临床应用介绍如下。

一、二龙戏珠法

二龙戏珠法是从善用针者使气至病所发展而来的,是综合关闭、提插、捻转、迎随等补泻手法组成的。由于操作时或起针后,常有两条感应传导包围眼球,恰似耍龙灯时二龙戏珠的形象,故名。

（一）操作方法

常用于瞳子髎、丝竹空、太阳等穴,施针时以感觉传导眼区为目的。如针太阳穴,左手食指紧按腧穴,右手持针刺至一定深度,候其气至,右手持针使针尖和押手同时向上眼睑方向,连续推按、捻转,重(急)插轻(慢)提或轻插重提3~5次,捻按或捻提守气,使热感或凉感由上眼睑扩散传导至眼球;再将针提至皮下,针尖向下眼睑方向,重复施行同样针法,使热胀感或凉麻感由下眼睑扩散传入眼球,上下两条感应包围眼球。留针与否视病情而定。

（二）适应证

本法应用于目赤肿痛、青盲、夜盲、结膜炎、角膜炎、视网膜出血、视神经萎缩、青光眼、白内障等一切眼病。

二、喜鹊登梅法

喜鹊登梅法是从青龙摆尾手法简化而来的,是综合提插、捻转、推垫等手法而成的。由于操作时拇、食、中三指推垫针柄,使针体、针尖上下摆动,似喜鹊站立在蜡梅枝上歌舞时头尾上下摆动一般,故名。

（一）操作方法

本手法主要用于攒竹、鱼腰等穴,施针时以推垫手法为主,左手拇指紧按上眼眶下缘,防止进针时刺伤眼球,右手持针边捻转边进针刺入穴内,候其气至,刺手拇、食两指夹持针柄或将中指垫于针下,上下起伏活动,使针柄、针体、针尖上下摆动,补法摆动9次,泻法摆动6次,使针下热胀感或凉麻感扩散传入眼内,虚证用补法,实证用泻法,留针与否应根据病情而定。留针后将针拔出,揉按针孔。

(二)适应证

本法运用于目赤肿痛、青盲、夜盲、近视、视网膜出血、视神经萎缩等一切眼病,也可针刺曲池、肩髃、足三里、三阴交等穴治疗头痛、面瘫、肩周炎、痹症和胃脘痛等。虚证用热补法,实证用凉泻法,针刺时要求针刺感应传导到病所。

三、金钩钓鱼法

金钩钓鱼法是从提插和鱼吞钩饵之浮沉发展而来的,由于操作时拇、食两指持针,其提抖动作和针尖拉动肌肉的状态,犹如垂钓时游鱼吞饵、鱼钩上提的形象,故名。

(一)操作方法

本手法用于金津、玉液、膻中等肌肉浅薄处穴位,施针时以行小提抖术为主,左手食指紧按或不按针穴,右手持针刺入穴内一定深度,得气后,右手拇、食指向前或向后连续捻转针柄1～3次,当针下感觉出现沉紧涩滞的反应时,捏持针柄,使针尖拉住沉紧的穴位肌肤,做轻微的提抖动作3～6次,使局部产生牵拉感应,保持一段时间,待肌肉松弛后,缓慢将针拔出,揉按针孔。

(二)适应证

本法运用于中风闭证、痰涎壅盛、舌僵不语、胸满胀痛、咳嗽气喘等一切气血瘀滞证和实热证。

(三)临床应用

付有春等运用金钩钓鱼法治疗神经-血管性头痛。穴取风池,患者取低头伏案位或俯卧位,单侧发病取单侧穴位,双侧发病取双侧穴位。找准穴位并进行常规消毒后,针尖向对侧鼻尖方向直刺40～50毫米,得气后行金钩钓鱼针法,使针感向痛处放射(施术时行小提抖术:左手食指紧按穴,右手持针捻转入穴,得气后右手拇、食、中三指持针柄向前多捻转些,呈滞针状,右手持针柄将针上提轻抖几下)。留针20分钟,每隔10分钟行针1次,每日针1次,5天为1个疗程。疗程间休息3天,再行第2个疗程,2个疗程结束后评定疗效。对照组采用口服颅痛定100毫克,每日3次,治疗10天后评定疗效。结果治疗组54例中,痊愈35例,有效15例,无效4例,总有效率为92.6%;对照组54例中,痊愈22例,有效16例,无效16例,总有效率为70.4%。两组痊愈率及总有效率差异均存在显著性意义($P<0.05$)。治疗组疗效优于对照组,并具有起效快、镇痛时间长等特点(付有春等,2005)。

四、白蛇吐信法

白蛇吐信法是从齐刺、傍针刺发展而来的。这种手法是用2枚毫针结合提插、捻转手法组成的,由于针刺时2枚针齐刺,且进退提插活动犹似白蛇吐信的形象,故名。

（一）操作方法

本手法用于肝俞、关元俞、曲池、足三里等背部和四肢穴位,施针时用2枚毫针齐刺入治疗穴位中,左手用舒张押手紧按针穴,右手持2枚针齐刺入穴内,边捻边进针,得气后施行一伸一缩的重插轻提或轻插重提动作,重插轻提9次为补法,轻插重提6次为泻法,根据病情留针一段时间后,将针拔出,揉按针孔。

本手法多用于针肩髃、曲池、阳陵泉、足三里、三阴交、肾俞、关元俞等穴。

（二）适应证

本方法适应于胸满腹胀、背腰窜痛、四肢酸痛麻木等一切气滞血瘀证。

（三）临床应用

郭荣胜运用白蛇吐信刺法治疗双手麻木症。张某,女,64岁,农民,因双手麻木1周于1994年4月19日初诊。症见:双手麻木,疼痛,双手背及手腕肿胀,以左手为重,伴眼睑浮肿,神差纳呆,左肘关节及双肩关节伸屈不利,活动范围缩小,但不疼痛。家人代诉患者患有动脉硬化症及肩周炎、左肘关节疼痛病多年,经口服维脑路通、脉通、丹参片等药及针灸,穴位封闭等治疗,疼痛逐渐消失,但关节粘连,活动范围缩小,并时有头晕、浮肿现象。经查:血压90/150 mmHg(12.20 kPa),舌质淡胖,脉弦,证属着痹,治以除湿通络,祛风散寒,取风池(双)。曲池(左)、外关(双)、合谷(双)。风池用单针,其余穴位行白蛇吐信法,用热补法。上肢穴位每次取1穴。针2次觉麻减轻,针4次后加足三里,以补脾益气,消肿祛麻,即"土旺则能胜湿,气足自无顽麻"之意。针1周后,肿麻消失,头晕止,食纳、精神转佳而告愈(郭荣胜,1996)。

郭荣胜运用白蛇吐信刺法治疗胆结石术后腹绞痛。金某,女,51岁,本院职工,因右上腹疼痛1天,逐渐加重而于1992年4月27日就诊。症见:右上腹绞痛向背心放射,并见恶心,呕吐,吐出黄黏液及胃内容物,患者因疼痛难忍而号啕大哭。患者既往因胆结石而于4年前行胆囊切除术,但术后患者上腹一直不舒服,腹痛逐年加重,每因饮食或情志不畅而引发。腹痛时家人给予背部穴位按压多可缓。本次发作后在家中曾自行点穴治疗未效,来院后经前医给予针刺内关、足三里,未效,后又肌注杜冷丁,疼痛止而复发。当即再针右足三里,行白蛇吐信术,约3分钟疼痛止。一次治疗后疼痛止,多日未见发作(郭荣胜,1996)。

郭荣胜运用白蛇吐信刺法治疗输尿管结石。宋女,35岁,左腰部绞痛1天,向少腹放射,小便短涩,X平片示左输尿管下段有一黄豆样大小结石阴影,来诊时面色苍白,疼痛难忍,呻吟转侧不安,舌质淡,脉沉细。证属石淋。治以利尿通淋,通络止痛,取膀胱俞(双)、阴陵泉(左),行白蛇吐信法,10分钟左右疼痛逐渐消失,经观察1天,未再发作。嘱回家后多饮水,促进排石,1周后来告尿出4毫米×4毫米结石一枚(郭荣胜,1996)。

郭荣胜运用白蛇吐信刺法治疗牙龈肿痛。陈某,男,25岁,1992年5月8日初诊。右下牙龈痛1周。经注射青霉素、口服止痛片及中药汤药治疗,痛止而又作,病灶区经挤压后有黄色黏液流出。来诊时牙龈红肿较前加重,牙痛难忍,舌质红,脉浮,证属风火牙痛。刺颊车(右)、合谷(左),白蛇吐信,凉泻法。针入痛止,在留针半小时期间,牙龈肿消退,经一次治疗疼痛消失,告愈(郭荣胜,1996)。

五、怪蟒翻身法

怪蟒翻身法是从白虎摇头手法简化而来的。由于在操作时拇、食两指持针柄,是综合搬摇捻转等泻法组成的,由于操作手法表现为向上翻转的动作,似怪蟒翻身回头的形象,故名。

（一）操作方法

本方法用于脾俞、关元俞、合谷、阳陵泉等背腰部和四肢穴位,施针时以行扳转术为主,左手拇指紧按针穴,右手持针速刺进至皮下,拇、食两指边捻转边进针,促其气至,然后右手持针柄自上向下扳转针体,再由左向右上方翻转,使针体呈半圆弧形轨迹往复翻旋,捻转2~6次,使针感扩散,即刻出针,揉按针孔。

（二）适应证

中风闭证、暑热高烧、胸满腹胀、腹痛便秘、尿闭不通、脏躁癫狂等一切实热证。

六、金鸡啄米法

金鸡啄米法是从提按补泻法发展而来的,是由提插补泻中的补法组成的,由于操作时重插轻提的动作如同小鸡啄米吃食一样,故名。

（一）操作方法

本方法用于百会、肾俞、上脘、手三里、太溪等全身各部位穴位,施针时以行小提插术为主,左手食指紧按针穴,右手持针速刺或捻转刺入穴内,促其气至,然后在0.1寸深的范围内,做快速而连续的重插轻提动作3~5次,使感应向远处传导,缓慢将针拔出,扣闭针孔。留针与否应根据病情而定。

（二）适应证

本手法以催经气速至为特点，适应于久病体虚之证，如胃脘隐痛、肠鸣腹痛、下痢便溏或顽麻冷痹、小儿麻痹后遗症、肌肉萎缩、月经不调、痛经等一切虚寒证。在治疗时，凡得气缓慢者，均可采用此手法加速气至。

（三）临床应用

刘清文运用金鸡啄米法治疗小儿面瘫21例。主穴：阳白、四白、下关、太阳、地仓、颊车、合谷（健侧）。发热者加刺曲池（双侧）。治疗方法：请家长抱住患儿，并帮助固定头部，术者用0.5寸30号毫针在所需穴位上行金鸡啄米法。即施针时行小提插术，似小鸡啄米样动作，不留针，每日1次，7次为1个疗程。本组21例，除1例中断治疗外，其余20例全部治愈。治疗次数最多13次，最少6次（刘清文，2003）。

七、老驴拉磨法

老驴拉磨法是从盘拨法发展而来的。这种手法与古代盘摇法相似，由于操作时拇、食两指握着针柄，围绕穴位缓慢地转圈，有拉转盘旋的动作，如同老驴拉磨的形象，故名。

（一）操作方法

本方法用于中脘、建里等腹部穴位，施针时采用推盘手法为主，左手食指紧按针穴，右手持针刺入穴位地部，得气后，刺手拇、食两指捏住针柄，将针从地部提至天部，将针搬到，使针倾斜与皮肤呈15°～45°，以拇、食两指握固针柄，自左下方向右上方如同拉磨一样，缓慢地绕穴位旋转，一般不超过6圈，使感应扩散，针孔开大，针下空虚即可。切忌拉转过急、过快，以防肌肉缠针引起肿痛。操作完毕，缓慢出针，揉按针孔。

（二）适应证

临床应用本手法可治疗各种因气血瘀滞导致的头痛、痹症、胃脘痛等病症，常用于针刺中脘、下脘、天枢等腹部穴位，具有疏散症瘕积聚、消除食积痞块的作用，对其他穴位也可采用本手法操作。临证时可按病情进行选配穴，如针太阳、头维穴治疗头痛，针肝俞、期门穴治疗肝气郁滞等。

八、鼠爪刺法

鼠爪刺法是从扬刺和豹文刺法发展而来的。这种手法在操作时拇、食、中三指捏持5枚针点刺，出针后在皮肤上遗留5个针印，似小鼠爪印的痕迹，故名。又因施术时的操作手法犹如老鼠刨洞的动作，也称作老鼠刨洞法。

（一）操作方法

本方法用于大椎、至阳、外关、悬钟等背部以及全身各处穴位，施针时取3枚或5枚1寸毫针，将针柄缠绕在一起，右手拇、食、中三指捏持针柄，点刺在病灶部位，或直接刺在穴位肌肤上，将针身一下一下逐渐地加力按压刺入穴内0.3～0.5寸，迅速出针，捏挤局部皮肤，使每个针孔出血少许，然后用酒精消毒，以防感染。

（二）适应证

本方法适应于风热感冒、暑热高烧、皮肤疖肿、带状疱疹、肺热咳痰、胸胁胀满、目赤肿痛等一切实热证。

第五章 传统针刺手法的现代研究

一、传统针刺手法的临床研究

（一）温通针法

1.冠心病

丁奇峰等运用温通针法针刺病人双侧内关、心俞、足三里，以及膈俞、膻中穴，每日1次，10次为1个疗程，共治5个疗程。治疗期间均未用过复方丹参滴丸、丹参注射液、潘生丁、肠溶阿司匹林等影响微循环及血小板功能的药物，同时疗程中停用其他血管活性药物。治疗后患者升高的血小板聚集功能恢复正常（$P<0.05$），微循环的管袢数、输入支管径、输出支管径、袢顶直径、管袢长、管袢交叉数、管袢畸形数、血流速度、白细胞数等有显著变化（$P<0.01$）。结果证明，改善冠心病患者的血小板聚集功能及微循环状态是温通针法治疗冠心病患者的重要机制之一（丁奇峰 等，2003）。

丁奇峰等将45例冠心病心绞痛病人均以内关穴为主穴辨证加减，施以温通针刺手法。结果：45例冠心病心绞痛患者显效14例，改善27例，无效4例，总有效率91.1%。结果提示：郑氏传统温通针刺手法有很好的抗冠心病心绞痛的作用，值得推广运用（丁奇峰 等，2002）。

户玫琳记录整理郑魁山教授运用温通针法治疗冠心病典型病案1例。患者，男，54岁，2007年5月8日初诊。患者因心前区阵发性压榨样疼痛4年余，来门诊就诊。既往体型肥胖，有高血压病史，发作时常服硝酸甘油、速效救心丸等药物。曾去省某医院就诊，诊断为冠心病，住院治疗，远期疗效一般。患者神清，精神一般，口唇紫暗，诉胸部憋闷疼痛，并连及左肩臂，舌体胖，边有齿痕及瘀点，苔白腻滑，脉沉涩。辨证为胸阳不振、痰浊阻滞、瘀血痹阻心脉。取主穴内关，配以心俞、膻中、肾俞、丰隆。内关施以温通手法，余穴平补平泻。针后胸痛立刻缓解。每日针刺1次，连续治疗20天，并嘱节饮食，调情志。胸痹疼痛次数明显减少且发作时持续时间显著缩短，为巩固疗效，现继续每星期治疗1次（户玫琳 等，2008）。

2.干眼症

徐兴华等运用温通针法治疗干眼症。将30例患者随机分为温通针法组(15例)和常规针刺组(15例)。温通针法组取穴:体针取风池、攒竹下(攒竹下3分)、内关、光明、太冲、复溜、三阴交,头针取双侧枕上旁线、枕上正中线。针刺手法:①郑氏温通针法。左手拇指或食指切按穴位,右手持针刺入穴内,得气后,左手加重压力,右手拇指用力向前捻9次,使针下沉紧,针尖牵拉有感应的部位连续小幅度重插轻提9次;拇指再向前连续捻9次,针尖顶着有感应的部位推弩守气,使针下继续沉紧,同时押手施以关闭法,以促使针感传至病所,产生热感,守气1分钟,留针后,缓慢出针,按压针孔。②捻转平补平泻法。参照《刺法灸法学》,针刺入穴位一定深度得气后,均匀捻转1分钟,捻转的角度在180°～360°,频率为60～80次/分钟。操作步骤:首先嘱患者取正坐位,选用0.32毫米×25毫米不锈钢毫针,在风池穴行温通针法,进针10～20分钟,得气后押手拇指向同侧眼部推弩,使热感传至眼睑及眼眶,守气1分钟后缓慢出针,立即用消毒干棉球按压针孔片刻,以防出血。然后针枕上正中线、双侧枕上旁线,再针攒竹下、内关、光明,最后针复溜、三阴交、太冲,用0.32毫米×40毫米不锈钢毫针刺入15～25毫米,施捻转平补平泻法,除风池外其他穴位留针30分钟。常规针刺组取穴同温通针法组。操作方法:首先嘱患者取正坐位,选用0.32毫米×25毫米不锈钢毫针,先针风池穴,针尖朝向鼻尖方向进针10～20毫米后,施捻转平补平泻法1分钟后缓慢出针,不留针,立即用消毒干棉球按压针孔片刻,以防出血。其他穴位针刺同温通针法组。两组均隔日1次,10次为1个疗程,疗程间休息2～3日,2个疗程后评定疗效。结果:温通针法组的总有效率为86.7%(13/15),优于常规针刺组的66.7%(10/15)($P < 0.05$);两组治疗后基础泪液分泌量、症状总评分均明显改善(均$P < 0.05$),其中温通针法组改善更明显(均$P < 0.05$)。结果说明,温通针法治疗干眼症疗效明显优于常规针刺(徐兴华 等,2012)。

3.眼睑下垂

陈跃来等取风池、阳白、攒竹、鱼腰、太阳、足三里、脾俞、肝俞、申脉,每日针刺1次。风池穴施以温通针法,嘱患者取俯伏位,消毒后,左手取押手关闭法(左手拇指压于穴位下方经络,防止针感下传),右手持1寸毫针,斜向外侧外眼角方向进针至皮下0.8寸左右,待针下有沉重感,患者有针感沿针侧头部向上行走时,即行捻转补法,使针感向前额方向传导,待针感传至眼睑及眼眶时守气1分钟,然后出针。双侧针法相同,均不留针。脾俞、肝俞均行补法守气1分钟,不留针。阳白透鱼腰和攒竹透鱼腰交替选用,余穴均用补法,留针30分钟。经初次针后,患者当时即觉头脑清爽,眼睑轻松且能完全睁开,嘱停服一切中西药物。次日,症状有所反复,但较治疗前改善。经4次治疗后眼睑已能轻微抬起,至第15次时双上睑已能完全抬起,仅觉眼睑不能随意控制。连续治疗10次后,症状完全消失。2个月后随访,症状未复发(陈跃来 等,1999)。

户玫琳等记录整理郑魁山教授运用温通针法治疗眼睑下垂1例。患者,女,63岁,退休工人,2007年5月25日初诊。1个月前因双眼发痒,遂去兰州市某医院就诊,诊断为双眼结石,术后出现右眼睑下垂,曾多方求治,未见疗效,于是来郑氏针法研究所门诊要求针灸治疗。患者右眼睑下垂,轻度浮肿,舌淡苔白,脉缓。辨证为脉络瘀阻、眼肌失养。治以化瘀通络、升阳益气之法。取双侧天柱,用温通针法让针感传至眼区,不留针;配右侧攒竹、鱼腰、阳白、太阳、四白,左侧申脉,行平补平泻法,留针10分钟。每日1次,共治20次痊愈(户玫琳 等,2008)。

4.嗅觉障碍

陈跃来等取风池、上迎香治疗嗅觉障碍1例。嘱患者取俯伏位,消毒后,风池穴行温通针法,左手拇指置穴位下方行关闭法,右手持针进至皮下0.8寸左右,针尖斜向鼻尖,至针感产生并沿针侧向上传导达鼻部时,捻转守气1分钟,出针,两侧同样操作。浅刺上迎香穴0.2寸,留针15分钟。当针刺风池并有针感传导时,患者即感鼻腔、口腔内有清润感,针刺上迎香后感觉更强。次日复诊时,述昨日回家后即能品尝出辛辣味,感觉基本恢复正常,要求续针2次巩固疗效,共治3次后痊愈(陈跃来 等,1999)。

户玫琳等记录整理郑魁山教授运用温通针法治疗嗅觉障碍1例。患者,男,62岁,退休工人,2007年5月6日初诊。因感冒风寒而致鼻塞,不闻香臭3个月余。经兰州某医院五官科诊疗,脑CT、脑电图检查均未见异常,给予口服西药效果不显,即来郑氏针法研究所门诊要求针灸治疗。神清,精神一般,语言清晰,舌淡苔白,脉浮紧。诊断为嗅觉障碍,中医辨证属风寒滞留、清窍受阻。治以祛风散寒、通络开窍。取双侧风池、上迎香、合谷。让患者取坐位,风池穴行温通针法,左手拇指置穴位下方行关闭法,右手持针进至皮下0.8寸,针尖斜向鼻尖,至针感产生并沿针侧向上传导达鼻部时,推弩守气1分钟后出针,双侧同法操作;配合上迎香浅刺,合谷用泻法,留针20分钟。共治疗5次后痊愈(户玫琳 等,2008)。

5.过敏性鼻炎

田永萍等运用温通针法治疗肺虚感寒型过敏性鼻炎。将100例患者随机分为治疗组、对照组,每组50例。治疗组采用温通针法治疗,主穴:风池、印堂、迎香、肺俞、脾俞、手三里、足三里。配穴:伴眼痒者配太阳,伴咽痒者配利咽穴。针具选择:使用苏州医疗用品厂制造的华佗牌针灸针,规格为0.30毫米×25毫米和0.30毫米×40毫米。操作方法:腧穴局部常规消毒,风池穴取坐位用温通针法,即左手食指或拇指紧按针穴,右手持针刺入穴内,针尖朝向病所,候气至,左手加重力量,右手拇指向前连续捻按9次,针下沉紧后连续重插轻提9次,拇指再向前连续捻按9次,针尖顶着有感应的部位推弩守气,使针下继续沉紧,此时押手可明显感觉到经气冲动,并施以关闭法,以促使针感传至病所(鼻部),产生热感,守气1分钟,缓慢出针,按压针孔;手三里、足三里用温通针法使针感沿经脉循行传导,守气1分钟,以温通阳明经气,并留针。余穴用捻转补泻法,脾俞、肺俞用补法,不留针;印堂、迎香、太阳、利咽用平补平泻法,利咽穴向咽喉方向斜刺,留针30分钟。上述治疗每日1次。对照组以鼻炎康治疗,4片/次,1次/天。两组均以10天为1个疗程,治疗1个疗程后评价疗效。结果显示:治疗组50例中显效45例,有效4例,无效1例,总有效率为98.00%;对照组50例中显效10例,有效25例,无效15例,总有效率为75.00%;两组相比,差异有统计学意义($P < 0.05$)。结果说明,温通针法治疗肺虚感寒型过敏性鼻炎临床疗效确切(田永萍 等,2012)。

6.偏头痛伴低血压

陈跃来等取穴:风池、太阳(均为患侧),双侧内关、合谷、阳陵泉、足三里。风池行温补法,左手关闭风池穴下方,右手进针至皮下0.8寸左右,行温通针法,促使针感沿针侧至前额,守气1分钟,出针,余穴行补法,留针20分钟。每日1次,经治3次后,头疼症状即减轻,针治至10次时,头痛消失,血压13.3～8.0 kPa,诸症消失,续针5次巩固疗效。1个月后随访未复发(陈跃来 等,1999)。

7.偏头痛

周毅等以局部取穴配合循经远取为主治疗偏头痛。主穴:风池、太阳、头维、外关、足临泣(均取患侧)。配穴:据辨证,肝胆火盛者加双侧太冲,气血不足者加双侧足三里、百会,痰湿中阻者加阴陵泉、双侧丰隆及百会,肝肾阴虚者加双侧太溪。耳穴取穴:枕、额、皮质下、神门。风池使用温通针法,守气1～3分钟,缓慢出针,按压针孔,至头痛缓为止。太阳、头维补平泻,加强刺激,刺外关、足临泣取温通手法,使经气往上传导。太冲、阴陵泉、丰隆用提插泻法,刺足三里、太溪用提插补法。其余各穴留针20～30分钟,至少3次治疗,10次为1个疗程,1个疗程乏效,再治疗1个疗程。耳穴常规操作,患者每天自己按压药籽胶布3～4次,有痛、胀、热感,每次轻压20分钟,3天后换另一侧耳,3次为1个疗程(不配合其他药物治疗)。治疗时嘱患者忌烟酒,压穴时间每次不能少于20分钟,且贴有药籽的胶布应避免潮湿脱落而影响疗效。结果显示,综合治疗偏头痛20例,总有效率达95%。结果提示,以风池穴为主施以温通手法治疗偏头痛疗效可观(周毅 等,2008)。

8.突发性耳鸣耳聋

季杰等运用温通针法治疗突发性耳鸣耳聋。主穴:取患侧风池;配穴:百会,患侧听宫、率谷、翳风、外关、中渚、阳陵泉、足三里,双侧太冲、三阴交及太溪,每次取双侧太冲、三阴交或太溪及其他3～4个配穴,交替选用。治疗组运用温通针法针刺,对照组运用平补平泻法针刺。结果:温通针法组的愈显率为90.6%,有效率和复发率分别为96.9%和

3.4%；常规针刺组的愈显率为60.0%，有效率和复发率分别为80.0%和22.2%。经统计学处理，治疗组愈显率显著高于对照组（$P<0.01$），治疗组有效率和复发率显著优于对照组（$P<0.05$）。结论：温通针法组疗效明显优于常规针刺组，且愈后复发率更低（季杰 等，2008）。

9.小儿脑瘫

赵耀东运用温通针法治疗小儿脑瘫。主穴取风池、百会、四神聪、绝骨、肾俞、三阴交。配穴可辨证选穴，如言语不清加哑门、上廉泉，上肢运动无力加曲池、外关、合谷，下肢运动无力加髀关、伏兔、阴市、梁丘、阳陵泉，足内外翻加照海、申脉。10天为1个疗程，连续治疗6个疗程。药物对照组口服脑复新0.1～0.2克，1日3次；肌肉注射脑活素5毫升，每日1次。10天为1个疗程，连续治疗6个疗程。结果显示，治疗组的总有效率为93.33%，与对照组总有效率66.67%比较，治疗组的总有效率显著高于对照组（$P<0.01$）。结果说明，温通针法治疗小儿脑瘫的临床疗效明显高于常规药物治疗，疗效肯定，值得在临床上推广应用（赵耀东，2005）。

户玫琳记录整理郑魁山教授运用温通针法治疗小儿脑瘫。患儿，男，6岁，2007年5月12日初诊。出生后3个月因高烧引起发育迟缓，3岁时有语言和运动障碍，曾到北京某医院就诊，诊断为先天性脑瘫。经多方求治，效果不佳，慕名来郑氏针法研究所以求针灸治疗。患者神清，精神差，语言表达不清，不能行走，双上肢抬举欠佳，舌淡苔白，脉细。中医辨证为先天禀赋不足，肝肾亏损，后天痰浊瘀血阻滞脑窍。取风池、哑门、百会、四神聪、三阴交、曲池、外关、合谷、髀关、伏兔、阴市、梁丘、阳陵泉。风池、哑门穴施以温通针法，不留针；百会、四神聪留针30分钟；余穴均施平补平泻法，不留针。隔日1次。截至发稿共治20次，现已会叫"妈"，在他人扶持下能抬腿走路，建议继续治疗（户玫琳 等，2008）。

王允娜等记录整理郑魁山教授运用温通针法治疗小儿脑瘫验案1例。患儿男性，5岁，因左侧肢体活动不利，伴有癫痫小发作4年余，于2006年3月17日就诊。患儿母亲系高龄产妇，38岁生育。患儿出生后多哭，易激惹，易惊吓或反复出现惊跳，发育缓慢，未予以重视。患儿2岁后左侧肢体经常出现异常的肌紧张或异常的姿势和动作，智力较同龄儿童低下。遂于2004年前往兰州大学第一附属医院就诊，脑电图示中度异常脑电波；甘肃省康复中心诊断为脑性瘫痪，左侧偏瘫。来郑氏针法研究所求诊，初诊时患儿表情淡漠，左侧上肢内收，肘关节屈曲，上举欠佳。左侧下肢足尖着地，不能抬起，踝关节活动受限，不能独立行走。舌淡苔薄白，脉细。诊断为脑瘫（左侧偏瘫）。证属肝肾不足，气血亏虚。治以固肾健脑、补益气血、温通经络。取风池（双）、四神聪、百会、水沟、肾俞、曲池、阳陵泉、足三里、绝骨。采用温通针法，左手拇指或食指切按穴位，右手将针刺入穴内,候气至,左手加重压力,右手拇指用力向前捻按9次,使针下沉紧,针尖拉着有感应的部位连续小幅度重插轻提9次,拇指再向前连续捻按9次,针尖顶着有感应的部位推弩守气,使针下继续沉紧,同时押手施以关闭法,促使针感传至病所,产生热感,守气1～3分钟,缓慢出针,按压针孔。其中四神聪留针60分钟,每日1次,10次为1个疗程。治疗1个疗程后,患儿表情较前丰富,见针有恐惧感,左侧上肢活动较前灵活,能握住玩具,左侧下肢肌肉较前有弹性,踝关节较前灵活,足尖较前抬高,但还不能离开地面,单手扶持可行走;家长述癫痫小发作较前减少。选穴、针法同前,继续治疗2个疗程后,患儿进步明显,左侧上肢能抬举过肩,左侧下肢足尖离开地面,能骑儿童车,偶尔可自主行走2～3步,且能唱流行歌曲;睡眠中癫痫偶发。针刺6个疗程后,患儿左侧上肢能抬举过头,下肢足尖可抬高3～5厘米,自主行走,表情活泼,反应正常。因患儿家中有事,停诊(王允娜 等,2008)。

10.面瘫

方晓丽运用温通针法,以针刺合谷、风池穴为主治疗急性期周围性面瘫。将68例患者随机分为温通针法组(治疗组)34例,常规针刺组(对照组)34例,治疗40天后进行疗效评定。治疗组选穴:主穴取健侧合谷、患侧风池。配穴:患侧翳风、头维、太阳、阳白、攒竹、鱼腰、下关、地仓、颊车、四白、禾髎、夹承浆,双侧太冲。每次取双侧太冲及其他3～4个配穴,交替选用。针刺手法:温通针法。左手拇指或食指切按穴位,右手将针刺入穴内,候气至,左手加重压力,右手拇指用力向前捻按9次,使针下沉紧,针尖拉着有感应的部位连续小幅度重插轻提9次,拇指再向前连续捻按9次,针尖顶着有感应的部位推弩守气,使针下继续沉紧,同时押手施以关闭法,以促使针感传至病所,产生热感,守气1分钟,留针后,缓慢出针,按压针孔。操作步骤:选用(0.30～0.35)毫米×25毫米不锈钢毫针,首先在健侧合谷进针10～20毫米行温通针法,使患侧面部产生热感或走窜感,守气1分钟;其次针患侧风池,针尖朝向鼻尖方向进针10～20毫米,行温通针法使针感到达前额部,守气30秒钟,不留针。最后取3～4个配穴(发病3日内取健侧穴)及双侧太冲,用0.30毫米×25毫米毫针,轻、浅刺入3～8毫米,不施手法,不行针;除风池穴外其他穴位留针30分钟。隔日1次,10次为1个疗程,疗程间休息2～3日。对照组主穴:患侧风池、翳风、头维、太阳、阳白、攒竹、鱼腰、下关、地仓、颊车、四白、禾髎、夹承浆,每次取患侧风池、翳风及其他4～6主穴,轮换选用。配穴:健侧合谷、双侧太冲。针刺手法:平补平泻法。操作步骤:选用(0.30～0.35)毫米×25毫米不锈钢毫针,首先取患侧风池(针尖朝向鼻尖方向进针),行平补平泻法,不留针;翳风及其他4～6个主穴(发病3日内取健侧穴)用0.30毫米×25毫米毫针,刺入10～20毫米,行平补平泻法;其次取健侧合谷及双侧太冲,进针10～20毫米,行平补平泻法,留针30分钟,10分钟行针1次。每日1次,

10次为1个疗程,疗程间休息2~3日。两组患者均治疗40天后进行疗效评定。结果显示,治疗组痊愈率91.2%,痊愈疗次5~20次;对照组痊愈率70.6%,痊愈疗次10~30次。治疗组痊愈率显著高于对照组($P<0.05$),治疗组痊愈疗次显著少于对照组($P<0.01$)。结果提示,温通针法以针刺合谷、风池穴为主治疗急性期周围性面瘫,疗程短,治愈率高(方晓丽 等,2006)。

王允娜等记录郑魁山教授运用温通法为主治疗面瘫经验。针刺取双侧风池,健侧合谷,患侧地仓透颊车、颊车透地仓、四白、太阳、攒竹、鱼腰、下关、人中、承浆。手法操作:风池(双侧)行温通针法。患侧地仓透颊车、颊车透地仓,行平补平泻法;患侧四白、太阳、攒竹、鱼腰、下关及人中、承浆行平补平泻法,留针10分钟,1次/天。针刺1次后,眼睑能闭合;针刺2次,额纹出现;针刺5次后,口眼歪斜明显好转。11月12日针刺处方改为:风池(双侧)、合谷(健侧)仍行温通针法,不留针;患侧地仓透颊车、下关、巨髎行平补平泻针法,留针10分钟,1次/天。连续治疗10次,患者症状消失,面部表情完全恢复正常。11月17日,巩固治疗1次后停诊。2006年3月随访,情况良好(王允娜 等,2006)。

管婧婧运用温通针法治疗面瘫后遗症1例。患者,男,70岁,退休工人,2009年12月18日初诊。左侧周围性面瘫6个月。半年前因劳累感受风寒,出现左侧周围性面瘫,曾用中西药及针灸治疗3个月,未见明显效果,于是来甘肃中医学院附属医院针灸科要求进一步针灸治疗。患者神清,精神尚可,左额纹消失,左上下眼睑闭合不全,口角歪向右侧,左侧面肌间断性轻度抽搐,舌淡苔白,脉细涩。辨证为风寒侵袭、经络瘀阻、经筋失养。采用祛风散寒、温经通络法治疗。取双侧风池,右侧合谷,左侧地仓、头维、阳白、四白、迎香、下关、承浆。患者正坐位,先针患侧风池,针尖朝向鼻尖方向进针,行温通针法使针感达前额部及面部,守气1分钟,不留针;再在健侧合谷行温通针法,使患侧面部产生温热感,守气1分钟;余穴轻浅刺入,不施手法,留针30分钟。隔日治疗1次,共治20次痊愈(管婧婧 等,2011)。

王芬等运用温通针法治疗急性期周围性面瘫。主穴取患侧风池、健侧合谷。配穴取患侧翳风、头维、太阳、阳白、攒竹、鱼腰、下关、牵正、地仓、颊车、四白、禾髎、夹承浆。每次取主穴及3~4个配穴,轮换选用。远端取健侧足三里、上巨虚及双侧太冲。针刺方法:首先针患侧风池,选用30号1寸毫针,用左手拇指或食指切按穴位,右手将针刺入穴内,侯气至,左手加重压力,右手拇指用力向前捻按9次,使针下沉紧,针尖拉着有感应的部位连续小幅度重插轻提9次,拇指再向前连续捻按9次,针尖顶着有感应的部位推弩守气,使针下继续沉紧,同时押手施以关闭法,以促使针感传至病所,产生热感,守气1分钟,缓慢出针,按压针孔。其次针健侧合谷,行温通针法,具体操作同风池穴,使患侧面部产生热感或走窜感,守气1分钟,留针后,缓慢出针,按压针孔。最后取3～4个配穴(发病3日内取健侧穴)及足三里、上巨虚、双侧太冲,配穴及双侧太冲用30号1寸毫针,轻浅刺入,不施手法,不行针;足三里、上巨虚用30号1.5寸毫针行平补平泻手法。除风池穴外,所有穴位留针30分钟。隔日治疗1次,10次为1个疗程。疗程间休息2～3日。嘱患者避风寒,勿过劳。本组22例,1个疗程后痊愈11例,占50%,2个疗程后痊愈22例,总治愈率100%(王芬 等,2009)。

王薇等运用温通针法治疗周围性面瘫。选穴:主穴取患侧风池、健侧合谷、双侧太冲。配穴:取患侧头维、阳白、太阳、攒竹、鱼腰、丝竹空、四白、承泣、下关、牵正、颊车、迎香、地仓、水沟、夹承浆。每次取主穴及5～6个配穴,配穴的选择根据患者每次就诊的症状不同而有所改变。年老体弱者配穴可加健侧足三里、上巨虚。操作:患者正坐,自然体位,术者及针刺穴位常规消毒后,选用28～30号1寸毫针,取患侧风池穴,行温通针法基本手法(押手拇指或食指切按风池穴下方,刺手将针的针尖朝向鼻尖的方向刺入0.5～0.8寸,得气后,押手加重压力,刺手拇指用力向前捻按9次,使针下沉紧,针尖拉着有感应的部位连续小幅度重插轻提9次,拇指再向前连续捻按9次,针尖顶着有感应的部位推弩守气,使针下继续沉紧,同时押手施以关闭法,使热感传至前额),嘱患者进行闭目、皱眉、鼓腮等动作,眼睑已能较前闭全,眉头稍能动,但鼓腮仍漏气。守气1～3分钟,缓慢出针,立即用消毒干棉球按压针孔片刻,以防出血。嘱患者仰卧位,选用28～30号1寸毫针,取健侧合谷穴,行温通针法,使针感传至面部,同时嘱患者仍如上所述进行闭目、皱眉、鼓腮等动作,守气2分钟后留针。然后针刺双侧太冲穴,行泻法。最后取5～6个配穴(发病3日内取健侧2～3个配穴,年老体弱者可选取远端健侧足三里、上巨虚),用30～32号1寸毫针,轻浅刺入0.5～0.8寸。除风池穴外,余穴留针30分钟,留针期间不施手法,不行针。隔日治疗1次,10次为1个疗程,1个疗程结束后休息1周再进行第2个疗程的治疗。2个疗程后观察疗效。结果本组36例患者中痊愈34例,占94.4%;显效2例,占5.6%。总有效率100%(王薇 等,2010)。

杨冲运用温通针法配合透刺治疗顽固性面瘫。治疗组取阳白、鱼腰、攒竹、睛明、丝竹空、太阳、地仓、颊车、迎香、四白、水沟、地仓、内地仓(上下)、合谷穴。气血亏虚明显加足三里、三阴交,营卫不固加风池,气滞血瘀加外关、太冲,风热郁络加大椎、曲池,肝阳上亢明显加太冲、太溪,阴虚明显加太溪、三阴交,目不能合者加阳陵泉,眼睑拘急者加昆仑。采用温通针法。左手切按穴位,右手将针刺入穴内,得气后,左手加重指力,右手拇指用力向前捻转9次,使针下有沉紧感,针尖顶着有感应的部位小幅度重按捻转9次,拇指再向前重按捻转9次,针尖顶着有感应的部位,按弩守气,使针下继续沉紧,同时押手施以关闭法,以便使针感传至病所,产生热感为佳,留针后,缓慢出针,按压针孔。

随后采用透刺法。嘱患者正位端坐,选定穴位,皮肤常规消毒。针刺上、下内地仓时,选取 0.25 毫米×40 毫米毫针,左手翻开患者上(下)嘴唇,从嘴唇黏膜内进针,针尖对着患侧,并朝向地仓穴所对口腔黏膜处上 0.5 寸处,进针 25～35 毫米。地仓透颊车时,选取 0.35 毫米×(50～70)毫米毫针;阳白透鱼腰、攒竹透睛明、丝竹空透太阳、迎香透四白、水沟透地仓,均采用 0.30 毫米×40 毫米毫针,进针过程中行温通法运针。四肢配穴选取 0.30 毫米×(40～50)毫米针常规进针。若虚证明显者,用补法,若实证明显者,用泻法。每天治疗 1 次,10 天为 1 个疗程,休息 3 天继续下 1 个疗程。对照组取地仓、颊车、阳白、鱼腰、水沟、攒竹、丝竹空、睛明、太阳、四白、迎香、合谷穴。面部诸穴与治疗组面部诸穴相同,四肢配穴与治疗组相同。针刺方法采用传统手法,面部诸穴均行平补平泻手法,四肢配穴手法同治疗组,疗程同治疗组。结果治疗组 62 例中,痊愈 41 例,显效 16 例,无效 5 例,总有效率为 91.9%;对照组 30 例中,痊愈 11 例,显效 9 例,无效 10 例,总有效率为 66.7%。两组比较差异具有统计学意义($P<0.01$);治疗组平均疗程为 2.7 个,对照组为 23.8 个,两组比较差异具有统计学意义($P<0.01$)。结果说明,采用温通针法配合透刺法治疗顽固性面瘫疗效明显,优于传统针刺方法(杨冲,2010)。

户玫琳跟随郑魁山教授运用温通针法治疗面瘫后遗症 1 例。患者,男,35 岁,农民,2007 年 5 月 18 日初诊。左侧周围性面瘫 6 个月。半年前因劳累感受风寒,出现左侧周围性面瘫,曾用中西药及针灸治疗未见明显效果,于是来郑氏针法研究所要求进一步针灸治疗。患者神清,精神尚可,左额纹消失,左上下眼睑闭合不全,口角歪向右侧,舌淡苔白,脉细涩。辨证为风寒侵袭、经络瘀阻、经筋失养。采用祛风散寒、疏经活络法治疗。取双风池,右侧合谷,左侧地仓、颊车、头维、阳白、四白、太阳、迎香、颧髎、下关、承浆。先在健侧合谷行温通针法,使患侧面部产生热感或走窜感,守气 1 分钟,再针患侧风池,针尖朝向鼻尖方向进针,行温通针法使针感达前额部,守气 1 分钟,不留针;余穴轻浅刺入,不施手法,留针 10 分钟。每日治疗 1 次,共治 30 次痊愈(户玫琳 等,2008)。

11.脑震荡

黄劲柏等记录郑魁山教授治疗脑震荡患者 1 例。中医辨证系髓海损伤、瘀血停留、经络受阻。治以疏经活血,取风池,行温通针法,同时点刺金津、玉液,治疗 5 次后,舌头能伸出,精神好转,痊愈停诊(黄劲柏,1994)。

12.肩关节周围炎

管婧婧运用温通针法治疗肩关节周围炎 1 例。患者,男,40 岁,个体,2010 年 4 月 12 日初诊。两年前因受寒出现左侧肩臂部疼痛,未引起重视,两年来时轻时重,半年前在省某医院诊断为肩周炎,给予针灸治疗,症状有所缓解。近日病情加重,以夜间尤甚,遂来求治。患者神清,精神可,诉肩臂部疼痛,外展背伸受限,舌暗苔白,脉涩。中医辨证为风寒阻滞经络、瘀血阻滞。采用散寒化瘀、疏经利节之法。取天宗、肩井、外关、合谷、阳陵泉、丘墟。天宗穴施温通针法,使针感沿肩胛传至肩关节部,针尖顶住感应部位守气1分钟,不留针;余穴用平补平泻法,留针30分钟。隔日1次,治疗10次后肩部疼痛明显缓解,现继续治疗(管婧婧,2011)。

冶尕西运用温通针法治疗肩关节周围炎86例。取穴:天宗、阳陵泉。操作方法:用华佗牌一次性针灸针,规格为0.35毫米×40毫米,患者取坐位,均取患侧穴位,进针方法为直刺,将针刺入15～20毫米,采用郑魁山教授温通针法操作,左手拇指或食指切按穴位,右手将针刺入穴内,候气至,左手加重压力,右手拇指用力向前捻转9次,使针下沉紧,针尖拉着有感应的部位连续小幅度重插轻提9次,拇指再向前连续捻按9次,针尖顶着有感应的部位推弩守气,使针下继续沉紧,同时押手施以关闭法(左手拇指按压与穴位下方经络,防止针感下传,以促使针感传至病所,产生热感,守气1～3分钟,留针后,缓慢出针,按压针孔)。两穴均采用温通针法,先针天宗,留针20分钟,起针后针刺阳陵泉,留针20分钟,在留针期间让患者活动患侧肩臂。隔日1次,10次为1个疗程。治疗1个疗程后观察疗效。结果86例中,痊愈53例,显效24例,好转7例,无效2例,总有效率97.67%(冶尕西,2010)。

胡艳平运用温通针法治疗肩关节周围炎66例。治疗组患者取坐位,令患者肩关节外展或内收、上举、后伸、旋转于疼痛忍受极限的位置,取压痛点处下针,以左手拇指切按穴位,右手持针,将针刺入穴内,左手逐渐加重压力,候气至。右手拇指用力向前捻转3次,候针下见紧,针尖拉着有感应的部位重插轻提3次,拇指再向前连续捻转3次,针尖顶着有感应的部位向病所推弩,同时左手施向病所推弩,以促使针感传至病所进行留针。其余取穴均以局部取穴为主,辅以循经远端取穴。穴位取肩髃、肩髎、肩贞、养老、阳陵泉、条口透承山,常规消毒后,用0.4毫米×60毫米毫针,在上述穴位进针2寸,以泻法或平补平泻,得气后以1～1.5厘米长艾条固定于针柄点燃灸2～3壮,约30分钟起针。然后以针刺穴位为中心进行拔罐,每日1次,10次为1个疗程,休息5天,继续下一个疗程,2个疗程后评价疗效。对照组采用传统针刺疗法,肩三针(肩髃及其前后各旁开1寸)、肩井、肩贞、臂臑、肩髎、曲池、手三里;健侧足三里、条口。每次选择5～7个穴位,常规消毒后,取0.4毫米×60毫米毫针,针刺得气,然后用上海产G6805-1治疗仪,通予断续波30分钟后出针。每日1次,每10次为1个疗程,休息5天继续下一个疗程,2个疗程后评价疗效。治疗效果:治疗组66例中治愈38例,显效23例,总有效率为92.4%;对照组66例中治愈24例,显效31例,总有效率为83.3%。治疗组明显高于对照组,两组疗效用Ridit分析比较有显著差异($P<0.01$)(胡艳平,2010)。

户玫琳记录郑魁山教授运用温通针法治疗肩关节周围炎1例。患者,男,68岁,退休工人,2007年6月28日初诊。两年前因受寒出现左侧肩部疼痛,未引起注意,两年来时轻时重,未予以治疗。近日病情加重,以夜间尤甚,曾到省某医院就诊,诊断为肩周炎,患者不愿服药,遂求针灸治疗。患者神清,精神可,诉肩部疼痛,外展背伸受限,舌淡苔白腻,脉涩。中医辨证为感受风寒、经筋受损、瘀血阻滞。采用散寒化瘀、疏经利节之法。取天宗、肩三针(肩髃、肩贞、肩髎)、曲池、合谷。天宗穴施温通针法,使针感沿肩胛传至肩关节部,针尖顶住感应部位守气1分钟,不留针;余穴用平补平泻法,留针20分钟。治疗5次后肩部疼痛明显缓解,现继续治疗(户玫琳 等,2008)。

13.颈肩臂综合征

张宏涛等运用温通针法治疗颈肩臂综合征。将80例患者按简单随机法分为温通针法组(治疗组)40例、常规针刺组(对照组)40例。治疗组主穴取患侧颈椎夹脊穴。随证配穴:颈项前俯或后仰时颈项疼痛加剧配天柱、风府、大椎,颈项左右活动时颈肩痛甚配肩井、后溪,颈项疼痛向前臂及肩胛放射配天宗。根据辨证,肝阳上亢者加双侧太冲、太溪,气血不足者加气海、血海,痰浊上扰者加双侧足三里、丰隆,血瘀阻络者加双侧合谷、膈俞。针刺方法:运用郑氏温通针法,左手拇指或食指切按穴位,右手将针刺入穴内,得气后,左手加重压力,右手拇指用力向前捻转9次,使针下沉紧,针尖拉着有感应的部位连续小幅度重插轻提9次,拇指再向前连续捻转9次,针尖顶着有感应的部位推弩守气,使针下继续沉紧;同时押手施以关闭法,以促使针感传至病所,产生热感,守气3分钟,留针后,缓慢出针,按压针孔。操作步骤:选用苏州医疗器械厂生产的华佗牌针灸针,(0.30～0.35)毫米×40毫米不锈钢毫针。针具及穴位常规消毒后,首先嘱患者取正俯伏坐位,患侧颈椎夹脊穴用1.0寸毫针向下直刺,进针10～20毫米,得气后行温通针法。风府穴向下颌方向缓慢刺入0.5～1.0寸,使局部酸胀,可扩散至后头部;肩井穴针刺法,先用左手拇指和食、中两指提捏起斜方肌,然后用2.0寸毫针沿斜方肌外缘下方向对侧平行进针,得气后行温通针法,使针感扩散至整个肩部;天宗穴用2.0寸毫针沿疼痛方向行温通穿胛热针刺手法;刺合谷、膈俞、足三里、丰隆和太溪用提插泻法;刺百会、气海、血海用提插补法;刺太冲透涌泉用提插补法;余穴用平补平泻法。行针约1分钟,皆不留针,得气后即出针。隔日1次,10次为1个疗程,疗程间休息2～3天。对照组取穴同治疗组。操作方法:按常规操作,施平补平泻法,得气后留针30分钟,隔日1次,10次为1个疗程,疗程间休息2～3天。结果显示:治疗组40例中痊愈29例,好转10例,无效1例,总有效率为97.5%;对照组40例中痊愈29例,好转12例,无效9例,总有效率为77.5%。两组比较 χ^2 =8.64,差异有统计学意义($P<0.05$),提示治疗组疗效优于对照组。第1次治疗后即时止痛效果两组间比较,差异有统计学意义($P<0.05$);两组治愈疗程比较,差异亦有统计学意义($P<0.05$)。结果提示,温通针法治疗颈肩臂综合征的疗效和即时止痛

效果均优于常规针刺治疗,且治愈疗程明显缩短,频次少(张宏涛 等,2010)。

　　张学梅等运用温通针法治疗颈肩臂综合征。温通针法的操作方法为左手拇指或食指切按穴位,右手将针刺入穴内,候气至,左手加重压力,右手拇指用力向前捻按9次,使针下沉紧,针尖拉着有感应的部位连续小幅度重插轻提9次,拇指再向前连续捻按9次,针尖顶着有感应的部位推弩守气,使针下继续沉紧,同时押手施以关闭法(左手拇指按压于穴位下方经络,防止针感下传),以促使针感传至病所,产生热感,守气1~3分钟,留针后,缓慢出针,按压针孔。主穴取患侧风池、大椎、颈夹脊、天宗,配穴取外关、肩井。颈项僵硬疼痛且活动受限伴头痛、头晕明显者,以患侧风池、大椎、颈夹脊C4—C6为主,配合患侧肩井;肩背疼痛且疼痛向前臂放射合并上肢酸胀疼痛麻木明显者,以患侧天宗、大椎、颈夹脊为主,配合患侧肩井、外关。颈项僵硬疼痛且活动受限伴头痛、头晕明显者,以风池为主施以温通针法,用25毫米毫针,针尖朝向鼻尖方向进针12~22毫米,并利用左手紧按关闭风池穴下方,配合刺手的推弩手法,使热感传到头部,守气1分钟,不留针;后嘱患者前额伏案取颈夹脊C4—C6、大椎分别用25毫米毫针,直刺进针12~22毫米,得气后施以温通手法,不留针;最后取患侧肩井穴,左手提捏肩井穴处,右手持40毫米毫针从前向后施以透刺,得气后施以温通针法,使针感传至颈肩,守气1分钟,不留针。隔日1次,10次为1个疗程。肩背疼痛且疼痛向前臂放射合并上肢酸胀疼痛麻木明显者,以天宗为主施以温通手法,患者取坐位,在天宗穴处用指压法找到敏感点,左手拇指为押手,右手持40毫米毫针先直上斜刺25毫米左右,得气后即行温通针法,使针感沿肩胛传至肩关节部,针尖顶住感应部位守气3分钟产生热感;然后退针至皮下再向腋窝方向斜刺,得气后行温通针法,使针感经肩关节沿上肢直达手掌,循经产生热感,守气3分钟,不留针;后嘱患者前额伏案取颈夹脊C4—C6、大椎分别用25毫米毫针,直刺进针12~22毫米,得气后施以温通手法,不留针;最后取患侧肩井穴,左手提捏肩井穴处,右手持40毫米毫针从前向后施以透刺,得气后施以温通针法,使针感传至颈肩,守气1分钟,不留针。患者肩关节及患侧手臂感到温暖舒适,嘱活动肩臂数次,症状明显缓解。个别患者同时伴有手指疼痛麻木者,取患侧外关穴,用25毫米毫针进针12~22毫米,得气后即行温通针法,使针感沿手臂传至手指部,针尖顶住感应部位守气1分钟,不留针。隔日1次,10次为1个疗程。对照组主穴取患侧风池,并选病变颈椎夹脊穴、肩井、肩中俞、肩外俞、肩髃、肩髎、肩贞、肩胛骨内侧缘压痛点、天宗、曲池、合谷、后溪、外关。每次取患侧风池、病变颈椎夹脊穴,再取患侧5个穴,轮流针刺。各穴均运用捻转平补平泻法。选用25毫米不锈钢毫针,首先嘱患者取正坐位,在患侧风池穴,进针12~22毫米后均匀地捻转后缓慢出针;其次嘱患者头伏案取患侧颈椎夹脊穴C4—C6,用25毫米毫针直刺进针12~22毫米,得气后均匀捻转施以补泻手法,不留针;再嘱患者侧卧位,取患侧肩井、肩中俞、肩外俞、肩髃、肩髎、肩贞、天宗、曲池,分别用40毫米不锈钢毫针刺入12~25毫米;最后取患侧肩胛骨内侧缘压痛点、外关、合谷、后溪,用25毫米毫针进针12~22毫米,常规进针,各穴以有酸麻胀感为佳,施捻转平补平泻法,留针30分钟。隔日治疗1次,10次为1个疗程。两组疗程间休息1个星期。1个疗程后进行疗效评定。结果:治疗组30例中治愈18例,显效8例,有效4例,总有效率为100%;对照组28例中治愈11例,显效7例,有效5例,无效5例,总有效率为82.1%。两组比较差异具有统计学意义($P<0.05$),提示治疗组疗效明显优于对照组(张学梅 等,2009)。

14.痉挛性斜颈

管婧婧运用温通针法治疗痉挛性斜颈1例。患者,男,48岁,职员。就诊日期2010年1月6日。因颈项不自主向右扭转歪斜5年,加重3个月就诊。该患者有饮酒史20余年,平均每天饮500克左右,最大量时一天达1500克。查颈项向右侧屈曲,右侧肩部前缘可视鹅蛋样大包块,触之质地柔软,表面光滑,轻度压痛,推之可移动,内科查体正常,神经系统正常。X线检查提示颈椎生理弧度向左侧侧凸,临床诊断为痉挛性斜颈。患者神清,精神尚可,舌暗苔白,脉细涩。辨证为气滞经络、瘀阻不通。采用行气化瘀、温经通络法治疗。取颈部病变夹脊穴、肩井、后溪、外关。夹脊穴常规皮肤消毒后,用28号1.5寸毫针直刺0.8~1寸,得气后行温通针法,余穴用平补平泻法,留针30分钟。隔日1次,治疗30次后患者病情明显缓解,基本恢复正常生活工作(管婧婧,2011)。

15.系统性硬化病

管婧婧运用温通针法治疗系统性硬化病1例。患者,女,36岁,农民,就诊日期2009年7月11日,患者躯干部以及四肢部皮肤呈斑片状增厚、变紧变硬3年,伴胃烧灼感和吞咽困难。3年前无明显原因出现手指、手背及前臂肿胀,2个月后皮肤逐渐增厚变硬,并扩及胸部和腹部以及双下肢部,曾在省某医院诊断为系统性硬化病,西药用激素、免疫抑制剂治疗后,未见明显效果,故来求取针灸治疗。患者神清,精神可,肢体活动功能受限,无雷诺现象,无进行性呼吸困难,无心悸、胸闷、气促,无腹痛、腹泻,无肉眼血尿,无尿频、尿急、尿痛。舌暗苔白厚,脉沉细。中医辨证为气血不足、痰瘀阻滞。治宜益气养血、温化痰瘀。取合谷、外关、血海、太白、三阴交、气海、关元、太冲、足三里、丰隆、气海、关元穴,用28号1.5寸毫针直刺0.8~1寸,得气后行温通针法。余穴行平补平泻法,以疏通经络、调理气血,留针30分钟。隔日1次,30次后患者皮肤硬结症状明显缓解,肢体活动功能亦明显改善(管婧婧,2011)。

16.腰椎间盘突出症

姜影等运用温通针法治疗腰椎间盘突出症。治疗方法:温通针法组针刺手法用温通针法。左手拇指或食指切按穴位,右手将针刺入穴内,候气至,左手加重压力,右手拇指用力向前捻按6或9次,使针下沉紧,针尖拉着有感应的部位连续小幅度重插轻提6或9次,拇指再向前连续捻按6或9次,针尖顶着有感应的部位推弩守气,使针下继续沉紧,同时押手施以关闭法(左手拇指按压于穴位下方经络,防止针感下传),以促使针感传至病所,产生热感,守气1～3分钟,留针后,缓慢出针,按压针孔。取穴:主穴取肾俞(双)、命门、腰阳关、大肠俞(双)、关元俞(双);配穴取大椎及第7颈夹脊、三间、后合谷、昆仑(双)。操作步骤:选用苏州医疗器械厂生产的华佗牌针灸针(0.30～0.35)毫米×40毫米不锈钢毫针,针具及穴位常规消毒后,嘱患者取俯卧位,在肾俞、命门、关元俞等穴左手为押手,右手持毫针先直刺25毫米左右,得气后即行温通针法,使针感沿臀部放射至下肢,针尖顶住感应部位守气1分钟使产生热感,留针30分钟,其他穴位予以平补平泻法,左侧下肢疼痛明显者取右侧后合谷、三间穴,右侧明显者取左侧;大椎穴、第7颈夹脊要求无针感。隔日1次,每周3次,10次为1个疗程,连续治疗1个疗程后进行疗效评定。常规针刺组取穴:肾俞(双)、大肠俞(双)、气海俞(双)、次髎、秩边、环跳、阿是穴、委中、阳陵泉、悬钟。针刺手法:捻转平补平泻法。操作方法:针具同上,令患者俯卧位,皮肤常规消毒,快速进针,直刺臀部穴位进针后使针感下传,行捻转平补平泻法1分钟,留针30分钟。隔日1次,每周3次,10次为1疗程,连续治疗1个疗程后疗效评定。结果显示温通针法组的愈显率为90.6%,常规针刺组的愈显率为66.7%,温通针法组总有效率为100%,常规针刺组为80.0%,经统计学处理,愈显率比较差异具有统计学意义($P<0.05$)。结果提示,温通针法结合配穴治疗腰椎间盘突出症疗效优于常规针刺治疗(姜影 等,2011)。

17.腰肌劳损

户玫琳等运用温通针法治疗腰肌劳损。将64例腰肌劳损患者随机分为温通针法组和常规针刺组,每组32例。两组均选穴肾俞、关元俞、腰阳关、委中,温通针法组肾俞、腰阳关采用温通针法,余穴运用捻转平补平泻法;常规针刺组所取的穴位均运用捻转平补平泻法。温通针法组患者采取俯卧位,穴位皮肤常规消毒后,选用直径0.30～0.35毫米、长50毫米不锈钢毫针,肾俞、关元俞直刺进针40～45毫米后行温通针法,即医者左手拇指或食指切按穴位,右手将针刺入穴位内,得气后,左手加重压力,右手拇指以60°～90°、频率30次/分钟,用力向前捻转3次,使针下沉紧,针尖牵拉有感应的部位连续小幅度重插轻提3次,拇指以60°～90°、频率30次/分钟,再向前连续捻转3次;针尖顶着有感应的部位推弩守气,使针下继续沉紧,同时押手施以关闭法,以促使针感传至病所,产生热感,守气1分钟,留针30分钟后缓慢出针,按压针孔。其他穴位刺入40～45毫米,施以捻转平补平泻法,留针30分钟。每日1次,10次为1个疗程,疗程间休息3日,2个疗程后评定疗效。常规针刺组患者俯卧位,选用直径0.30～0.35毫米、长50毫米不锈钢毫针,刺入40～45毫米行捻转平补平泻法,留针30分钟。每日1次,10次为1个疗程,疗程间休息3日,2个疗程后评定疗效。治疗2个疗程后,比较两组疗效。结果显示温通针法组的愈显率为65.6%(21/32),优于常规针刺组的40.6%(13/32)($P<0.05$)。结果提示,温通针法组疗效明显优于常规针刺组,适当运用手法具有疗效上的优势(户玫琳 等,2011)。

18.腰椎管狭窄症

口锁堂等运用温通针法治疗腰椎管狭窄症。腰椎管狭窄症154例采用随机数字表法分治疗组(77例)和对照组(77例)。治疗组主穴取大椎、命门、夹脊(压痛点对应)、阳陵泉、悬钟。肾虚劳损型加肾俞、太溪,寒凝湿阻型加阴陵泉、脾俞。采用温通针法治疗。左手拇指或食指切按穴位,右手将针刺入穴内,候气至,左手加重压力,右手拇指用力向前捻按,使针下沉紧,推弩守气,同时押手施以关闭法(左手拇指按压于穴位某方经络,防止针感传向另一端),以促使针感传至病所,守气1分钟,留针后,缓慢出针,按压针孔。留针30分钟,每10分钟行针1次。每日1次,10次为1个疗程,疗程间隔休息3日,共治2个疗程评判疗效。对照组采用普通针刺,不实行针刺手法治疗,针刺入穴位得气后留针30分钟。疗程同治疗组。结果显示:治疗组77例中治愈15例,显效31例,好转24例,无效7例,总有效率为90.9%;对照组77例中治愈10例,显效23例,好转32例,无效12例,总有效率为84.4%。两种方法治疗腰椎管狭窄症在症状体征评分、脊髓功能评分、生活质量评分、疗效、随访等方面有差异($P<0.05$)。结果提示,两种针刺方法都有治疗作用,温通针法疗效优于普通针刺方法,且疗效较稳定(口锁堂 等,2011)。

倪菁琳等运用温通针法治疗腰椎管狭窄症。主穴:大椎、命门、夹脊(压痛点对应)、秩边、阳陵泉、悬钟。辨证配穴:①肾虚型加肾俞、太溪、足三里;②寒湿型加阴陵泉、脾俞。疗程:每日1次,10次为1个疗程,疗程间隔休息3日,共治2个疗程。治疗组:采用温通针法治疗。温通针法的操作方法:左手拇指或食指切按穴位,右手将针刺入穴内,候气至,左手加重压力,右手拇指用力向前捻按,重插轻提,使针下沉紧,推弩守气,同时押手施以关闭法(左手拇指按压于穴位某方经络,防止针感传向另一端),以促使针感传至病所,守气1分钟,留针后,缓慢出针,按压针孔。留针30分钟,每10分钟行针1次。对照组:采用普通针刺,不实行针刺手法治疗,针刺入穴位得气后留针30分钟。结果显示:治疗组30例中治愈8例,显效12例,好转7例,无效3例,总有效率为90%;对照组30例中治愈4例,显效7例,好转13例,无效6例,总有效率为80%。两种方法治疗腰椎管狭窄症症状、生活质量评分、疗效近期疗效有差异($P<0.05$),髓功能状态近期疗效没有差异($P>0.05$);两组治疗前后腰椎管狭窄症症状与脊髓功能状态、生活质量评分、疗效比较有差异($P<0.05$)。结果提示,温通针法治疗腰椎管狭窄症疗效优于普通针刺方法(倪菁琳 等,2012)。

陆伟峰等运用温通针法治疗腰椎管狭窄症。腰椎管狭窄症患者60例按随机数字表分为普通针法组（30例）和温通针法组（30例）。两组均取大椎、命门、夹脊等穴，普通针法组采用普通针刺，不实行特殊针刺手法；温通针法组采用温通针法治疗。两组均每日1次，10次为1个疗程，共治疗2个疗程。比较两组腰椎管狭窄症症状体征、脊髓功能状态、生活质量评分及临床疗效，结果：治疗后3个月，温通针法组的症状、体征综合评分为6.30±1.92，而普通针法组为4.67±3.70。治疗后，脊髓功能评分温通针法组为7.03±1.03，而普通针法组为6.33±1.12；生活质量评分温通针法组为53.67±8.91，而普通针法组为64.50±16.69。两组间各评分比较差异均有统计学意义（均$P<0.05$）。温通针法组有效率为90.0%（27/30），普通针法组为80.0%（24/30），差异具有统计学意义（$P<0.05$）。结果提示，温通针法治疗腰椎管狭窄症疗效优于普通针刺法（陆伟峰 等，2012）。

19.膝骨性关节炎

严兴科等运用温通针法与电针治疗膝骨性关节炎。方法：48例膝骨性关节炎患者分为电针组（16例），温通针刺组（21例），普通针刺组（11例）。三组均取阳陵泉、阴陵泉、梁丘、血海、鹤顶及足三里。电针组使用的刺激电流频率为3 Hz/20 Hz混合式。以上各组每周治疗5次，每次20分钟，共计治疗8周。治疗前、治疗后及治疗后1个月分别测量每位患者的疼痛指数（PA）、关节活动度、行走30米所需之最短时间、Lequesne功能指数及膝伸肌、屈肌之最大等速及等长肌力。结果：三组治疗后症状均有改善，但症状改善的幅度并无显著性差异。就疼痛评分而言，电针组及温通针刺组较快速，温通针刺组进步的幅度最大，但三组间进步的幅度无显著性差异。各组治疗前后等速及等长肌力均无显著性差异。结论：普通针刺、电针及温通针法三种针刺方法对于膝骨性关节炎的疗效差异无显著性，但电针及温通针法对疼痛的改善较为迅速（严兴科 等，2010）。

口锁堂运用温通针法治疗膝退行性骨关节病126例，用抽签法分治疗组（63例）和对照组（63例）。治疗方法：治疗组采用温通针法针刺配合中药熏蒸治疗，对照组采用口服戴芬配合中药熏蒸治疗。针刺治疗采用温通针法，其操作方法：针刺部位常规消毒后，押手紧按穴位，刺手持针刺入穴内，候气至，针下有沉紧感，押手加重压力，刺手拇指向前连续捻按9次，针下沉紧后针尖拉着有感应的部位连续小幅度重插轻提9次，刺手拇指再向前连续捻按9次后，针尖顶着有感应的部位推弩守气，使针下持续沉紧，同时，押手施以关闭法（左手拇指按压于穴位下方经络，防止针感下传），以促使针感沿一定方向传导（使针感传至病所），守气1～3分钟，留针20分钟后，缓慢出针，按压针孔。药物治疗口服双氯芬酸钠双释放肠溶胶囊（戴芬，德国 Fujisawa Deutschiand GmbH），75毫克，1次/日，口服，连续20日。选穴：足三里、血海、膝眼、阳陵泉、三阴交。疗程：连续治疗5次为1个疗程，每疗程间休息2天，4个疗程后评判疗效。中药熏蒸方法：让患者俯卧于中药熏蒸床上,充分暴露膝部,膝部痛点处于熏蒸气孔上。让蒸汽直接熏患部。调好中药熏气的温度为40~50℃,以患者皮肤耐受为宜,对感觉迟钝的患者温度设在43℃。中药组方以红花12克、独活10克、桑寄生12克、威灵仙10克、桑枝12克、桂枝10克、川断15克、当归12克、牛膝10克等中药配制而成。熏蒸时间为20分钟。治疗5次为1个疗程,每疗程间休息2天,共治疗4个疗程。结果:治疗组优效15例,良效28例,有效15例,无效5例,有效率92.3%;对照组优效10例,良效17例,有效23例,无效13例,有效率为79.4%。两组总有效率经统计学处理 χ^2 =9.103,P=0.028,有显著性差异,说明温通针法治疗膝骨性关节炎疗效优于戴芬治疗(口锁堂,2012)。

20.神经痛

口锁堂等运用温通针法治疗神经痛。治疗组采用温通针法。温通针法的操作方法:针刺部位常规消毒后,押手紧按穴位,刺手持针刺入穴内,候气至,针下有沉紧感,押手加重压力,刺手拇指向前连续捻按9次,针下沉紧后针尖拉着有感应的部位连续小幅度重插轻提9次,刺手拇指再向前连续捻按9次后,针尖顶着有感应的部位推弩守气,使针下持续沉紧,同时,押手施以关闭法(左手拇指按压于穴位下方经络,防止针感下传),以促使针感沿一定方向传导(使针感传至病所),守气1~3分钟,留针30分钟后,缓慢出针,按压针孔。对照组采用一般针刺方法,针刺入穴位后产生针感,留针30分钟后,出针。取疼痛部位经脉上的远端和局部经穴为主,一般以3~5穴为准。5次为1个疗程,每疗程间休息2天,3个疗程后评定疗效。结果:治疗组治疗神经痛痊愈37.18%,显效34.62%,有效23.08%,无效5.13%;对照组痊愈20.51%,显效24.36%,有效44.87%,无效10.26%。经 χ^2 检验,两组有效率(治愈+显效+有效)差异无显著(P>0.05);治愈率差异有显著性意义(P<0.05);显效率(治愈+显效)差异有显著性(P<0.01)(口锁堂 等,2010)。

21.郑魁山教授温通针法临证运用规律总结

(1)冠心病

多年来郑老在临床上取内关穴为主施以温通针法,使针感向心性传导,治疗急、慢性冠心病取得了比较满意的疗效。

辨证取穴:以内关穴为主穴,心阳亏虚、寒邪内侵者,配通里、心俞、厥阴俞;痰浊阻络者,配丰隆、胃俞、脾俞、中脘、足三里;气滞血瘀者,配膻中、膈俞、肝俞、太冲、脾俞。由于本病的发生多为中老年人,肾气虚衰,不能鼓舞心阳所致。故郑老治疗本病除施以温通针刺手法外,常配以肾俞、京门,俞募相配,以顾护先天之本,鼓舞心阳,补气益肾阴。

操作方法:针刺时左手拇指按压在内关穴近腕横纹处,右手持25毫米毫针刺入穴位12~22毫米施以温通针法,使针感传向心胸部,具有促进血液循环、调节心脏功能的作用,可宽胸降气、活血通络、宁心安神。临床对各种原因所致的心脏供血不足、心律不齐及心痛等疾患,都可用之。根据不同证型选取上述配穴,施以温通针法。实证手法刺激量重,守气时间长;虚证手法刺激量轻,守气时间短。

（2）头面五官疾患

郑老精研针刺手法,对风池穴的运用独具一格,临床以风池穴为主穴施以温通针法治疗眼病、鼻病、耳病、偏正头痛、眩晕、早期面瘫等,常获良效。风池穴是足少阳、手少阳和阳维脉之交会穴,具有祛风解表、清头明目、健脑安神、通达脑目脉络之功效,加之温通针法使气至病所,所以可温经通络化痰浊、祛风散寒、行气活血、扶正祛邪。

操作方法:针刺风池穴,患者正坐,自然体位,用25毫米毫针,进针12～22毫米,进针后,刺手仔细体会针下气至感觉,得气后再行温通针法,同时左手拇指紧按在穴位下方配合刺手将针感根据病情推向眼、耳、鼻、口等五官诸窍处,治疗相应部位的病变,守气后出针,不留针。郑老认为,风池穴处针感较明显,但临床不掌握针刺要领,无针感传导,则影响疗效。古人云"气至而有效",所以促使针感沿经络传至病所是提高疗效的重要手段。通过针尖方向的调整及左手拇指的推弩,将针感引向病所,以通关开窍、祛邪扶正,达到治疗疾病的目的。

1）治疗眼病

郑老临床治疗各种眼疾,以风池穴为主施温通针法,针尖朝向对侧目内眦,使热感传导到眼区,守气1分钟,不留针。促使瘀血消散、吸收,称为过眼热针法。

①近视:治疗取风池为主,施温通针法,使热感传导到眼区,守气1分钟,不留针;配攒竹、鱼腰、太阳、承泣透睛明,用补法,以益气明目。体弱血虚,配肝俞、肾俞、光明,用补法,以补益肝肾、养阴明目。

②视网膜出血:治疗取风池、曲鬓、角孙,施以温通针法,使热感传到眼底,内睛明用压针缓进法,太阳、鱼腰、攒竹、阳白、四白用平补平泻法,留针10～20分钟,以活血化瘀、清头明目。玻璃体混浊有陈旧性积血,配瞳子髎透太阳、阳白透丝竹空,以通络活血、祛瘀生新;眼底静脉曲张,有出血先兆时,配上迎香点刺,脑空、合谷、三阴交,用平补平泻法,以清热散瘀、防止出血;肝肾不足(或见血小板降低),配大椎、身柱、膏肓、肝俞、肾俞,用热补法或加灸,以补益肝肾、养血明目。

③视神经萎缩:治疗取风池穴施以温通针法,使热感传到眼底,不留针;内睛明用压针缓进法,瞳子髎、攒竹、球后用平补平泻法,留针10～20分钟,以通络明目。头晕烦躁,配丝竹空、鱼腰、曲鬓、肝俞、合谷、光明,用平补平泻法,以镇静安神;遗精阳痿、疲乏无力,配脑空、大椎、肝俞、肾俞,用热补法,以培补肝肾、益精明目。

2)内耳眩晕症

治疗取风池为主穴,施以温通针法,针尖朝向鼻根,并利用左手关闭风池穴下方,配合刺手的推弩手法,使热感传到耳中或头顶部位,起到通窍聪耳的作用;配百会、神庭、听宫、内关、合谷、丰隆,用平补平泻法,以温阳化湿、升清降浊。心慌不能入睡,配印堂、神门以安神定志;神志昏迷,配水沟以开窍醒神;耳聋、耳鸣,配耳门、听会以清泻肝胆、利窍聪耳;头胀痛、眼球震颤,配太阳、攒竹以祛风止痛;恶心呕吐、厌食,配中脘、三阴交以平肝和胃。

3)药毒性耳聋

治疗取风池穴为主,用温通针法,进针12～22毫米,得气后押手拇指向同侧耳部推弩,使热感传至耳中,达到通窍聪耳的作用,守气1分钟后出针。风寒上扰、寒湿内停型,配合谷用烧山火法,听会、上迎香用平补平泻法,以祛风散寒、利湿开窍;肝胆火盛、蒙闭清窍型,配支沟、百会、听宫、翳风,用凉泻法,以疏泻肝胆、开窍聪耳;经络失养、耳窍不聪型,配耳门、听宫、听会、翳风、百会、哑门、支沟、液门、合谷,用平补平泻法,以疏经活络、开窍聪耳。

4)慢性鼻炎及嗅觉障碍

治疗取风池穴为主,用温通针法,针尖朝向鼻尖,针刺得气后用押手将针下气至感觉推向鼻部,守气1分钟后出针。风寒型,配合谷用烧山火法,攒竹、迎香用平补平泻法,以祛风散寒;湿热型,配上星、上迎香、迎香、合谷,用泻法,以清热化浊;头痛、眩晕,配百会、头维,用泻法,留针20～30分钟,以镇痛安神;咳嗽、喷嚏,配风门、肺俞、上迎香,用平补平泻法,以祛风润肺。

5)眼睑下垂

治疗取风池、阳白、攒竹、鱼腰、太阳、足三里、脾俞、肝俞、申脉。风池穴用温通针法,左手关闭其下方,右手持25毫米毫针,斜向同侧眼球方向进针12～22毫米,使针感向前额方向传导,待针感传至眼睑及眼眶时守气1分钟后出针。脾俞、肝俞均行补法守气1分钟,不留针。阳白透鱼腰和攒竹透鱼腰交替选用,余穴均用补法,留针30分钟。

6)偏头痛

取风池、太阳(均为患侧)、双侧内关、合谷、阳陵泉、足三里。风池行温通针法,针尖稍向患侧,进针12～22毫米,左手紧按以关闭风池穴下方,促使针感沿患侧至前额,使经脉通利,气血健运,稽留之风邪随血行而自灭,守气1分钟,出针。余穴行平补平泻法,以疏通经络、调理气血,留针20分钟。

7)早期面瘫

郑老认为,对面瘫的早期合理治疗至关重要,运用温通针法针刺远端穴位,配合局部穴位轻浅刺法,隔日针治1次,减少了治疗频次,避免了对患侧强刺激所带来的不良反应,可提高治愈率,缩短疗程。

选穴:主穴取健侧合谷、患侧风池、双侧太冲。配穴:患侧翳风、头维、太阳、阳白、攒竹、鱼腰、下关、地仓、颊车、四白、禾髎、夹承浆。每次取主穴及3～4个配穴,轮换选用。

操作方法:选用直径0.30～0.35毫米、长25毫米毫针,首先在健侧合谷进针12～22毫米,行温通针法使患侧面部产生热感或走窜感,守气1分钟;其次针患侧风池,针尖朝向鼻尖方向进针12～22毫米,行温通针法使针感到达前额部,守气30秒钟,不留针;最后取3～4个配穴(发病3日内取健侧穴)及太冲(双侧),用0.30毫米×25毫米毫针,轻浅刺入7～20毫米,不施手法,不行针;除风池穴外,所有穴位留针30分钟。隔日治疗1次。

(3)脑病

①血管性痴呆

郑老认为,该病以肾虚为本,痰凝血瘀为标,本虚标实是老年性痴呆的基本病机。在治疗上强调标本同治,立活血化瘀、祛痰开窍、补肾填髓为治疗大法。温通针法通过激发经气推弩传导,使经气源源不断地通向病所,其推动作用具有行气血、消壅滞、温通经脉的功能,达到活血化瘀、祛痰开窍、补肾填髓、益智复聪的效果。

辨证取穴:主穴取水沟、风池、百会、内关。配穴心肝火盛取太冲、行间、少府,气滞血瘀取合谷、血海,痰浊阻窍加足三里、丰隆,髓海不足加太溪、悬钟、大椎,肝肾不足加肝俞、肾俞、命门,脾肾两虚加脾俞、肾俞、足三里。口眼歪斜取患侧地仓透颊车、下关、迎香、健侧合谷;半身不遂取患侧肩髃、曲池、手三里、外关、合谷、环跳、阳陵泉、足三里。

操作:以风池为主施以温通针法,用25毫米毫针,针尖朝向鼻尖方向进针12～22毫米,并利用左手紧按关闭风池穴下方,配合刺手的推弩手法,使热感传到头顶部位,守气1分钟,不留针,以达行气活血、通利脑窍的目的,促进脑部的血液循环,使局部瘀血消散。余穴均施以温通针法,留针30分钟。

②小儿脑瘫

辨证取穴:主穴取风池、百会、四神聪、悬钟、肾俞、三阴交。配穴,说话不清加哑门、上廉泉,上肢运动无力加曲池、外关、合谷,下肢运动无力加髀关、伏兔、阴市、梁丘、阳陵泉,足内外翻加照海、申脉。

操作方法:以风池穴为主施以温通针法,用25毫米毫针,针尖朝向鼻尖方向进针12毫米左右,并利用左手紧按关闭风池穴下方,配合刺手的推弩手法,使热感传到头顶部位,守气1分钟,不留针;余穴均施以温通针法,留针30分钟。风池、百会、四神聪、悬钟、肾俞、三阴交是郑老临床上治疗小儿脑瘫的经验穴。以上经验配穴更兼以温通针法,可以很好地达到调补肝肾、益精生髓、醒脑开窍、养心益智、疏经通络、强筋壮骨的目的。

温通针法与经验穴的配合,是郑老几十年来在临床上用来治疗脑瘫行之有效的方法。

(4)风寒湿痹症

对风寒湿侵袭所致的上肢麻木疼痛和肩凝症等,取天宗穴为主施用温通针法,使热感传导至肩部,起到散寒止痛的作用,称为穿胛热针法。郑老几十年的临床实践证明,温通针法治疗风湿病具有独特的疗效。

①治疗肩周炎

治法:患者取俯伏位,在天宗穴处用指压法找到敏感点,左手拇指为押手,右手持40毫米毫针直上斜刺25毫米左右,得气后即行温通针法,使针感沿肩胛传至肩关节部,针尖顶住感应部位守气1分钟,然后退针至皮下,将针向下呈30°刺入30毫米左右,同样得气后施温通针法,使患者感觉肩关节有抽动感,守气1分钟;再退针至皮下,如此反复操作数次。使患者肩关节部感到温暖舒适,嘱活动肩关节数次,再取侧卧位,针刺肩前、肩髃、肩髎、肩贞、条口穴,行温通针法,留针20分钟。

②治疗上肢麻木

治法:取俯伏位,天宗穴处找到敏感点,左手拇指为押手,右手持40毫米毫针向腋窝方向斜刺,得气后行温通针法,使针感经肩关节沿上肢直达手掌,循经产生热感,守气1分钟,留针20分钟。同时配合针刺患侧曲池、外关行温通针法,点刺十宣。此法也可用于治疗上肢疼痛、震颤、拘挛等,疗效均好。

对中风后肢体偏瘫、痿软和风湿痹症等,病在上肢部,取风池、大椎、大杼、肩髃、曲池、外关、合谷、后溪等;病在下肢部,取肾俞、关元俞、环跳、风市、阳陵泉、足三里、悬钟、足临泣等。治疗时按顺序由上而下依次针刺,用温通针法,使热感传导至肢体远端,起到活血通脉、恢复肢体运动功能的作用,称为通经接气法。

温通针法是郑魁山教授积数十年科研、教学及临床经验,在传统针法基础上化裁而成,具有操作简便、感传明显、起效快、疗效高等特点,适用于一切虚劳、瘀滞及寒湿、痰浊等虚实夹杂之证(方晓丽 等,2007)。

(二)烧山火

1.高血压症

张勤运用烧山火法治疗高血压症,取穴合谷、曲池、大椎、足三里,针刺7日后患者的血压就降到了正常范围,疗效非常显著(张勤,1996)。

2.脑血管意外后遗偏瘫

郑俊江等采用烧山火法治疗中风后偏瘫。对拘急硬瘫或实证:双侧取穴,先针健侧,后针患侧。取肩髃、曲池、合谷、环跳、风市、阳陵泉、足三里、绝骨,用平补平泻法,留针10~20分钟,以祛风活络、疏经利节为主。如上臂拘急、不能外展,配健侧通天、外关、膝阳关透曲泉,用平补平泻法,留针 10～20 分钟,患侧云门、天府用烧山火法,使热感下传;肘关节拘急不能伸展,配消泺、天井、四渎,用烧山火法,使热感下传;手指拘急不能伸展,配三间或后溪用烧山火法,使热感传到指端,留针 10～20 分钟。膝关节拘急不能伸展,配膝阳关透曲泉、阳陵泉用烧山火法,使热感下传,留针 10～20 分钟;足内翻配申脉,足外翻配照海,用烧山火法,留针 10～20 分钟,以活血化瘀、疏经利节;肌肉和关节痛,配痛处附近穴位,用烧山火法或针上加灸,以祛风散寒;昏睡眩晕,配人中,向鼻中隔斜刺,以有泪为度,听宫用泻法,以醒神开窍;头痛胀重,配双风池、头维,用烧山火法;口眼歪斜,配风池、颊车,用烧山火法,使热感传到面部,出汗,以祛风活络;身热、舌强不语,配风府、风池,用凉泻法,金津、玉液用点刺法出血,以清热开窍;目闭鼻塞,配上迎香、迎香,点刺出血,以取嚏开窍;痰热便秘,配天枢、丰隆,用凉泻法,留针 20～30 分钟,以祛痰通便;脉弦面赤,配内关、足三里,用凉泻法,留针 20～30 分钟,以清热宁心、开胸降逆。

对弛缓软瘫或虚证:患侧取穴或分段取穴。如治疗上肢,则先取大椎、大杼等背部穴位,用烧山火法,使热感传导,不留针,以振奋阳气;再用同样手法针肩髃、曲池、合谷,使热感传至手指。治疗下肢,则先取肾俞、关元俞等腰部穴位,用烧山火法,使热感下传,不留针,补肾培元;再用同样手法针秩边、环跳、风市、阳陵泉、足三里、绝骨,使热感传至足,以扶正补虚、温通经络为主。如肩关节下垂,臂不能上举,配天宗、肩髃,用热补法,使热感穿过肩胛至手指,不留针,以升阳举陷;肢体困重,手足麻木,配中脘、气海、手三里、后溪、三阴交、申脉,用热补法或加灸 10～20 分钟,以培本振阳;皮肤冰冷、肌肉萎缩,在冰冷萎缩的部位附近取穴用热补法加灸 10～20 分钟,以温通气血;口流涎液、不能吐出,配翳风、地仓、列缺、照海,用平补平泻法,留针 10～20 分钟,以行气利湿;吞咽困难、水米不下,配廉泉、天突、列缺、阳溪透太渊,用平补平泻法,留针 10～20 分钟,以祛痰开窍;脾肾两虚,二便失禁,配气海、关元、关元俞、腰俞、会阳,用热补法加灸 10～20 分钟,以固本培元;心悸脉弱,喘息气短,配膻中、巨阙、内关、太渊,用热补法,留针 10～20 分钟,以理气养心。结果:在 122 例偏瘫患者中,治愈者 32 例,占 26.2%;显效者 55 例,占 45.1%;进步者 31 例,占 25.4%;无效者 4 例,占 3.3%;有效率为 96.7%。以脑血管痉挛和脑血栓形成较多,疗效亦以脑血管痉挛为最佳(郑俊江 等,1996)。

王进等运用烧山火法治疗中风后肢体功能障碍 49 例。观察组主穴取极泉、涌泉,配穴取尺泽、曲池、合谷透劳宫、血海、足三里、三阴交,均为患侧。用 0.38 毫米×(40～50)毫米(28 号 1.5～2.0 寸)不锈钢毫针针刺各穴,均施烧山火法。即将针刺入穴位后,先浅后深,分别在浅(天)、中(人)、深(地)三层施紧按慢提手法 9 次,然后退至浅层。重复操作 3 次,留针 20 分钟。医者在施术时要心想针尖,患者注意力应高度集中在所刺穴位之上,要求针感达到温热。每日1次,5次为1个疗程,疗程间休息2天。对照组取穴与观察组相同,施以平补平泻法。每日1次,5次为1个疗程,疗程间休息2天。结果:观察组49例中,痊愈20例,好转25例,显效2例,无效2例;对照组49例中,痊愈9例,好转28例,显效7例,无效5例。治疗后$t=3.66$,$P<0.01$,差异非常显著,说明观察组疗效明显优于对照组(王进 等,1994)。

王弘运用烧山火法治疗脑梗死30例。观察组取穴:上肢取患侧肩髃、曲池、外关、合谷、中渚、后溪,下肢取患侧环跳、风市、伏兔、足三里、阳陵泉、解溪,言语不利加廉泉、哑门,气虚血弱加血海、梁丘,阴虚阳亢加太冲透涌泉,痰涎阻滞加丰隆。方法:采取快速无痛进针法,得气后施以补泻手法。根据脉证辨明虚实,实证施以透天凉法,虚证施以烧山火法,不留针。每日1次,10日为1个疗程,休息2日再进行下一个疗程。烧山火法:将预定针刺深度分为浅、中、深三层,操作时由浅至深分三层进针,得气后每层紧按慢提9次,如此反复几遍,至病人自觉某一局部或全身有温热感时出针,揉闭针孔。透天凉法:将预定针刺深度分为浅、中、深三层,操作时一次进针,得气后由深至浅,每层紧提慢按6次,如此反复几遍,至病人自觉某一局部或全身有凉感时出针,不闭针孔。对照组取穴与观察组完全相同。采取快速无痛进针法,得气即止,不施手法,留针30分钟,其余与观察组相同。结果:观察组30例中,痊愈21例,显效7例,好转2例,无效0例,总有效率为93.33%;对照组30例中,痊愈16例,显效6例,好转8例,无效0例,总有效率为73.33%。显示:观察组在痊愈率、显效率、愈显率方面均大于对照组,经统计学处理$\chi^2=4.32$,$P<0.05$(王弘,1996)。

3.遗尿症

惠建萍等运用烧山火法治疗小儿遗尿症。治疗组取气海、关元、中极、三阴交等穴,用烧山火法治疗。操作方法:令患儿自然地鼻吸口呼,随其呼气,用单指押手法将针进至天部,右手拇指向顺时针方向连续进针3次或9次,以催其气至,如针下沉紧,则轻提1~2分或轻微回转以解除滞针,即将针急插至人部,操作方法与天部相同;然后即将针急插至地部,仍按天部的方法操作。进针毕,候至针下气至沉紧时,用针尖拉着有感应的部位,在1分上下的范围内急(重)插慢(轻)提3次,促其产生热感(如有热感则用推弩法守气,促其热感放散传导,如无热感则将针退至天部,另行操作)。手法用毕,随其吸气缓慢将针拔出,急扪针穴。此法在天部或人部操作时,如果患儿皮肤发热或出汗或自觉针穴附近甚至全身有热感时,即不必继续操作。留针30分钟,每天1次,8天为1个疗程,间隔2天后行下一个疗程。对照组口服盐酸丙咪嗪,每次12.5~25毫克,每天1次,睡前1小时口服,8天为1个疗程,间隔2天后行下一个疗程。治疗组总有效率88.6%,对照组总有效率68.8%,治疗组的疗效明显优于对照组($P<0.05$)。结果提示,烧山火法是

治疗小儿遗尿的一种有效手法(惠建萍 等,2006)。

谷允江运用烧山火法治疗遗尿症28例。取穴:关元(补法)、气海(补法)、三阴交(泻法)、合谷。针关元运用烧山火法,行少阳之数,针刺感应必须直达阴部;针三阴交穴针向感应必须至膝关节以上,留针10~15分钟,出针前再行提插捻转1次。如遗尿次数较多,或尿频属于肺气郁遏者,合谷穴可用泻法,采取双手运针法加强刺激;气海、关元针后配合艾条温灸,以局部皮肤潮红为度。疗程:隔日治疗1次,5次为1个疗程。疗程间休息2天,2~3个疗程评定疗效。治疗结果:28例中,治愈17例,占60%;好转9例,占32%;无效2例,占8%。总有效率为92%(谷允江,2004)。

4.产后尿潴留

赵素侠等运用烧山火法治疗产后尿潴留。对照组给予传统针刺治疗,取穴:关元、中极、足三里(双)。采用直径0.32毫米、长25~40毫米毫针施以捻转补法,留针30分钟,每日1次。治疗组给予烧山火法,针刺配合隔葱灸治疗。患者取仰卧位,取穴:足三里、三阴交、太溪、合谷、血海,均为双穴。足三里、三阴交、太溪穴行针刺烧山火法,即在患者呼气时进针,先将针刺入应刺深度的上1/3(天部),得气后行捻转补法,再将针刺入中1/3(人部),得气后行捻转补法,然后将针刺入下1/3(地部),得气后行捻转补法,再慢慢将针提到上1/3,如此反复操作3次,即将针紧按到地部留针,令针下有热感为度。余穴行平补平泻法,留针30分钟,每10分钟行针1次,使针感上传过膝甚至到达腹股沟部和会阴部效果最佳。在患者吸气时出针,出针时按压针孔1分钟,使针气内留。在留针同时予以隔葱灸法,取葱白40克、细盐10克,先将细盐填满神阙穴(脐窝正中),将葱白捣烂如泥放置细盐上,再将自制的长约2厘米的艾炷放于葱白正中,用火柴点燃,待感觉皮肤灼痛时,用镊子夹住除去,再换上新的艾炷,每次灸2~3壮。此疗法每日1~2次。两组均治疗2天后观察疗效。结果:治疗组58例,显效36例,有效20例,无效2例,总有效率96.5%;对照组50例,显效28例,有效16例,无效6例,总有效率88.0%。两组总有效率比较,差异有统计学意义(P<0.01),治疗组疗效优于对照组(赵素侠等,2012)。

5.肾小球病理性蛋白尿

冯胜奎运用烧山火法为主治疗肾小球病理性蛋白尿240例。肾小球病理性蛋白尿患者随机分为针药组、药物1组和药物2组,每组80例。针药组针刺脾俞、志室,采用烧山火法,伴高血压病患者口服盐酸特拉唑嗪、富马酸比索洛尔片或复方利血平氨苯蝶定片,使血压控制在130/80 mmHg以内;药物1组采用肾素-血管紧张素-醛固酮系统(RAAS)阻断法控制血压,口服盐酸贝那普利、替米沙坦,使血压维持(125~130)/(75~80) mmHg良好水平;药物2组口服安慰剂,伴高血压病患者采用与针药组相同的药物治疗。各组均给予优质低蛋白、低盐、低脂饮食。观察各组治疗前后中医证候评分、实验室指标与临床疗效。结果:针药组、药物1组、药物2组总有效率分别为86.3%(69/80)、61.3%(49/80)、17.5%(14/80),针药组疗效优于其他两组($P<0.01$,$P<0.05$),药物1组优于药物2组($P<0.01$)。针药组治疗后中医证候评分明显下降($P<0.01$),其他两组无明显变化(均$P>0.05$);针药组和药物1组尿微量白蛋白、24小时尿蛋白定量治疗后明显下降(均$P<0.01$),针药组较其他两组下降显著($P<0.01$,$P<0.05$);各组治疗后血压均较治疗前明显降低(均$P<0.05$),治疗后肝、肾功能各项指标无显著变化(均$P>0.05$)。结果提示烧山火法针刺为主治疗肾小球病理性蛋白尿疗效优于单纯西药RAAS阻断法(冯胜奎,2012)。

6.腰椎间盘突出症

杨卓欣运用烧山火法治疗腰椎间盘突出症106例。针刺组取双侧肾俞及患侧秩边、委中、承山、昆仑、阿是穴。穴位常规消毒后,待患者呼气时进针,将针刺入应刺深度的上1/3,得气后行捻转补法;继而当患者呼气时再将针刺入中1/3,得气后行捻转补法;再当患者呼气时将针刺入下1/3,得气后行捻转补法。等患者吸气时将针慢慢提到上1/3再行上述手法,反复操作3次后,在患者呼气时将针紧按至下1/3部留针。此时患者多觉患肢有麻热感。每日1次,每2周1个疗程,疗程间休息3天。对照组牵引40~90千克,每天牵引30分钟。每2周为1个疗程,疗程间休息4天。局部封闭:利多卡因和地塞米松做压痛点局部封闭,隔日1次,3次为1个疗程。治疗期间,患者均卧硬板床休息,并注意腰部保暖。两组均治疗2个疗程统计疗效。结果:针刺组106例中,痊愈62例,占58.5%;有效42例,占39.6%;无效2例,占1.9%。对照组65例中,痊愈14例,占21.5%;有效50例,占76.9%;无效1例,占1.6%。经统计学处理,两组治愈率有显著差异($P<0.01$),针刺组疗效优于对照组(杨卓欣,1997)。

卓华运用烧山火法治疗腰椎间盘突出症165例。治疗组处方:椎旁点Ⅰ、Ⅱ、Ⅲ分别位于腰3—腰4或腰4—腰5或腰5—骶1棘突下旁开0.2~0.5寸(同身寸)之压痛点。操作:令患者俯卧或侧卧,取0.30毫米×75毫米毫针,常规消毒后,根据突出的部位,直接刺入患侧对应的椎旁点,2~3穴/天,实施烧山火法,即呼气时进针,将针刺入穴位3厘米(天部),得气后施捻转补法1分钟,再将针刺入3厘米(人部),得气后施捻转补法1分钟,再将针刺入3厘米(地部),得气后施捻转补法1分钟,再慢慢地将针提出至天部,如此反复操作3次,将针紧按至地部,留针20~30分钟,吸气时出针。当手法运用到地部时病人产生触电样感觉,向下肢远端放射,渐渐地就会产生从针刺部位循经传递的热感,甚至有全身温热感。笔者认为,手法施术所持续的时间与治疗效果成正比,此为最佳施术参数,捻转限度<90°,捻转频率120次/分钟以上。对照组取穴:肾俞、腰眼、委中。操作:毫针刺,根据病情虚实酌情应用补泻或平补平泻或加艾灸或拔火罐。疗程:两组均针刺

1次/天,14天为1个疗程,治疗1~2个疗程后观察疗效。结果:治疗组110例中,治愈57例,显效28例,有效21例,无效4例,总有效率为96.4%;对照组55例中,治愈21例,显效15例,有效12例,无效7例,总有效率为87.3%。两组治疗经χ^2检验,进行统计学分析$P<0.01$,表明两组治疗均有效,但治疗组明显高于对照组(卓华,2003)。

冯豪运用烧山火法深刺夹脊穴治疗腰椎间盘突出症。治疗组取穴:腰部夹脊穴。依次取腰椎间盘突出节段的上一椎至下一椎的夹脊穴,旁开1寸,左右各一穴。配穴:依据下肢疼痛感觉的不同部位取穴,若少阳经出现疼痛,取环跳、风市、阳陵泉、丘墟、足临泣;若太阳经出现疼痛,取秩边、承扶、委中、昆仑、申脉。针刺方法:患者俯卧于治疗床,腹部放一软枕,以放松腰部肌肉及扩大椎间孔。常规消毒后,用0.35毫米×60毫米一次性毫针刺入夹背穴,针尖略向腰椎方向,刺入深度约3寸,采用烧山火法,当刺入约1寸(天部),得气后行捻转补法,再针入约1寸(人部),得气后行捻转补法,再刺入约1寸(地部)后,再行捻转补法,即慢慢将针提到上1/3。如此反复操作3次,即将针入约3寸,当针下感觉无涩滞感,且针感向下肢及足部所在病变部位放射时即为有效,留针30分钟。以上治疗每日1次,10次为1个疗程,疗程间休息2天,治疗2个疗程后统计疗效。对照组取穴:腰部夹脊穴,配穴同治疗组。针刺方法:夹脊穴及配穴,均以常规针刺法,局部有酸胀麻等得气感,以患者感到舒适为度。留针30分钟。10次为1个疗程,疗程间休息2天,治疗2个疗程后统计疗效。结果:治疗组60例中痊愈35例,好转21例,无效4例,总有效率为93.3%;对照组60例中痊愈26例,好转22例,无效12例,总有效率为80%(冯豪,2012)。

7.腰痛

沈钦彦运用烧山火法治疗腰痛。治疗组(1组)寒湿侵袭:肾俞(双)用烧山火法,腰阳关、阴陵泉(双)用平补平泻,委中点刺放血。湿热内阻:肾俞(双)、志室(双)用烧山火法,大肠俞(双)用泻法,阴陵泉(双)、三阴交(双)、足三里(双)、八髎穴均用平补平泻。肾精亏损:肾俞(双)、志室(双)行烧山火法,命门、委中(双)平补平泻。瘀血阻滞:肾俞(双)行烧山火法,委中(双)、曲泉(双)、三阴交(双)、关元、支沟(双)平补平泻。2组治疗不辨证,全部患者取穴均为肾俞(双)、大肠俞(双)、委中(双)及痛点。不用补泻手法,留针20分钟。3组辨证分型同一组,取穴亦相同,但不采用烧山火法。三组患者疗程安排,均采用针刺1次/天,10次为1个疗程。烧山火法操作方法:先将穴位针刺深度分为三等分。当针刺透皮肤后,在应刺深度的上1/3(天部),用紧按慢提法提插9次;再将针进入中1/3(人部),依上法紧按慢提9次;最后将针进入下1/3(地部),又紧按慢提9次;然后将针一次退到上1/3(从地部一次提到天部),再如前法操作,自浅层到深层九进三退,此为一度。可反复操作至患者针下有温热感为止。出针时应快速按闭针孔。结果:1组治愈率（80%）明显高于2组（30%）和3组（50%）。另外，1组无效为0例，2组为7例（14%），3组为6例（12%）。三组相比，有效率具有差异。结论：针刺手法以烧山火法为主治疗腰痛是一种简便、安全和疗效可靠的治疗方法（沈钦彦，2008）。

8.进行性脊肌萎缩症和肌萎缩性侧索硬化症

吴国凤等运用烧山火法治疗进行性脊肌萎缩症和肌萎缩性侧索硬化症。常选用以下4组穴位：①百会、脾俞、肾俞、命门、太溪；②膻中、关元、气海、三阴交；③大椎、曲池、外关、合谷、足三里；④风池、手三里、内关、阳陵泉、太冲。操作手法：每次选1组穴，在患侧所选穴位皮肤消毒，毫针刺入穴位1.5～2寸，待有针感后将针迅速退至天部（皮肉之间），针身向内慢按疾提并逆时针捻转9次，连续行针3遍，再迅速进入到人部（肉内）、地部（筋骨之间），采用同样手法各操作3遍，即完成1次手法操作，留针10分钟，再如法进行第2次、第3次手法操作。待局部浅表血管充盈，自觉发热时缓慢出针，然后可用梅花针在局部轻叩致皮肤微出血，并施以按摩即可。第1个月每日1次，以后隔日1次，20次为1个疗程。结果：本组15例，临床治愈15例，患者均在1～2个疗程中见效。其中4个疗程临床治愈5例，6个疗程临床治愈4例，8个疗程临床治愈3例，10个疗程临床治愈3例（吴国凤，2000）。

9.慢性腰肌劳损

林新运用烧山火法治疗慢性腰肌劳损。治疗组取穴：华佗夹脊、肾俞、腰阳关、关元俞、大肠俞、环跳、秩边、阳陵泉、足三里、委中、昆仑、阿是穴。操作：采用烧山火法，三进一退，分浅、中、深三层或浅、深两层操作，先浅后深，每层依次各做紧按慢提（或用捻转）法九数，然后退针至浅层，称之为一度，如此反复施术数度，使之能引起温热感。每次选用肌肉较丰厚部位4～6个穴位行此手法，余穴位平补平泻。每日1次，留针15～20分钟，7～10次为1个疗程。在针刺基础上用2%普鲁卡因2毫升加12.5～25毫克强的松龙，每次选4～6个穴（阿是穴必选）行穴位注射，插入注射针头待有酸胀感和回抽无血时，每穴分别缓慢注药0.5～1毫升，每周1次，3～4次为1个疗程。对照组仅采用封闭治疗，用药和操作同治疗组。结果：治疗组260例中痊愈104例，好转151例，无效5例，总有效率为98.1%；对照组110例中痊愈30例，好转72例，无效8例，总有效率为92.8%。以上两组痊愈率经统计学处理，$\chi^2 = 5.42$，$P < 0.05$，两组比较有显著性差异。治疗组疗效明显优于对照组（林新，2003）。

10.坐骨神经痛

常国良等运用烧山火法治疗坐骨神经痛。治疗方法：取秩边穴，针刺时施以烧山火法，使之产生热效应，留针30分钟，1天1次，15次为1个疗程。治疗结果：本组60例中治愈51例，有效9例（常国良，1993）。

11.关节部位疼痛

晋海红运用烧山火法治疗关节部位疼痛。主穴:足三里、昆仑、太溪。配穴:踝关节疼痛者取踝关节周围的穴位2~3个,膝关节疼痛者取膝关节周围的穴位2~3个,踝关节、膝关节均疼痛者两处各取2~3个穴位。"以痛为俞",如有阿是穴必取之。操作方法:令患者自然地鼻吸口呼,随其呼气,用单指押手法将针进至天部,右手拇指向顺时针方向连续飞3次或9次,以催其气至(如针下沉紧,则轻提1~2分或轻微回转以解除滞针),即将针急插至人部,操作方法与天部相同;然后即将针急插至地部,仍按天部的方法操作。飞毕,候至针下气至沉紧时,用针尖拉着有感应的部位,在1分上下的范围内急(重)插慢(轻)提3次,促其产生热感(如有热感则用推法守气,促其热感放散传导,如无热感则将针退至天部,另行操作)。手法用毕,随其吸气缓慢将针拔出,急扪针穴。此法在天部或人部操作时,如果患者皮肤发热或出汗或自觉针穴附近甚至全身有热感时,即不必继续操作。手法熟练时,不利用呼吸和九数操作也能产生热感。留针40分钟,共行针法7~8次。结果:膝关节疼痛10例,痊愈7例,显效2例,有效1例;踝关节疼痛8例,痊愈6例,显效1例,有效1例;膝关节及踝关节疼痛10例,痊愈6例,显效2例,有效2例,总有效率为100%(晋海红,1998)。

12.痛痹

常国良运用烧山火法治疗痛痹。烧山火组在针刺得气的基础上施以烧山火法。操作方法以高等医药院校教材《刺法灸法学》(上海科技出版社,1985年)为依据。入针后,分深浅两层操作,先浅后深,每层依次各做紧按慢提同时配合捻转共9次,然后退至浅层,为1度。反复3~5度,使之引发温热感。15分钟行针1次。温针灸组在针刺得气的基础上,再于针柄加套1.5厘米长艾条,从下方底部点燃施灸,底部与穴位皮肤间距2厘米。上述两组均取相同的穴位,每日1次,留针30分钟,10次为1个疗程,然后统计疗效。结果:烧山火组70例中,治愈34例,显效18例,好转13例,无效5例,总有效率为92.9%;温针灸组70例中,治愈17例,显效24例,好转18例,无效11例,总有效率为84.3%(常国良,2004)。

13.膝关节炎

王艳玲等运用烧山火法治疗膝关节炎。治疗组取穴:以风市、足三里、犊鼻、内膝眼、鹤顶等穴为主,委中、伏兔为辅,另根据伴随症状适当配肾俞、环跳、阴市等。操作方法:针刺前嘱患者屈膝位,全身放松,局部用75%酒精常规消毒,根据患者体型、年龄及不同穴位选择不同长度的直径0.3毫米毫针,指切法刺入穴位,将其应刺深度分为3部,在上部1/3(天部)施术,得气后将针刺入中部1/3(人部),得气后再刺入下部1/3(地部),施术以得气,三层施术完毕,是谓1度,然后将针慢慢提到皮下浅层,继续如前法施术,紧按慢提,共做3度,要求达到穴位下温热为宜。每隔10分钟操作1次,留针30分钟,取针时按压针孔。每日1次,10次为1个疗程。治疗1个疗程后,统计疗效。对照组取穴、进针方法与治疗组相同,但用平补平泻法行刺,针尾加艾炷灸,留针30分钟。每日1次,10次为1个疗程。治疗1个疗程后,统计疗效。结果:治疗组65例,显效53例,有效10例,总有效率96.9%;对照组58例,显效24例,有效10例,总有效率58.5%。经统计学分析,$P<0.01$,两组疗效有显著差异(王艳玲 等,2008)。

14.腓神经损伤

宋国琴等运用烧山火法治腓神经损伤。主穴:腓神经阳性点、足三里。配穴:脾胃虚加下巨墟,肾虚加三阴交、太溪;外伤型加阳陵泉、环跳。烧山火治疗组操作方法:患者取仰卧位,术者左手拇指在局部找敏感反应点,并常规消毒。阳性反应点、足三里用烧山火法快速进针,先在天部候气,再行九六手法,由浅入深,天、人、地三才进针,一次为1度,行3度后病人不感觉热就停止手法,一般均行2度就有热感,留针15～30分钟,留针时针尾加艾条灸,治疗每日1次,10次为1个疗程,休息7天,再行下一个疗程。对照治疗组操作方法:取穴同烧山火组,常规针刺法,不加手法,局部得气即可。结果烧山火组5例中痊愈5例,对照组5例中痊愈3例,显效1例,好转1例,由此可以看出,烧山火组的痊愈率大于对照组(宋国琴 等,1994)。

15.肩周炎

孙振飙运用烧山火法治疗肩周炎。取穴:条口透承山(患侧),患肩压痛点。如压痛点不明显的取患侧肩髃、臂臑、曲池、肩前和双侧大杼、风门。针法:条口穴用3寸28号不锈钢针迅速刺入皮肤向承山穴透入,得气后行烧山火法,待针下有热感时嘱患者以最大限度活动患肩,多次重复受限方向的活动,运针1分钟左右出针。患肩压痛点用1.5寸30号不锈钢针采用齐刺法针刺(直入一,旁入二),得气后留针30分钟起针,并根据患肢活动受限的情况,嘱其在家做相应的功能锻炼,早晚各1次,每次10分钟。结果:120例中,治愈104例,显效8例,有效7例,无效1例,总有效率为99.1%,治疗次数最少4次,最多16次,平均8次(孙振飙,1993)。

彭建明等运用烧山火法治疗肩周炎。治疗组取穴:肩髃、肩髎、肩贞、阿是为主穴,曲池、外关、后溪等为配穴。每次选1～2个主穴行烧山火法,配穴行常规针刺法,针刺得气后,行提插或捻转平补平泻手法。操作:病人取坐位,暴露患侧肩部,穴位皮肤常规消毒后,待患者呼气时进针,将针刺入应刺深度的浅1/3,得气后行捻转补法,数次捻转后,当患者呼气时进针到应刺深度的中1/3,继续行捻转补法数次,再当患者呼气时进针到应刺深度的深1/3,再行捻转补法数次,如此称为1度。待患者吸气时将针慢提到浅1/3,再行上述手法,反复操作3～4度后,在患者呼气时将针紧按到深1/3部留针。此时患者肩部多有麻热感,每日1次。对照组取穴:同治疗组。操作方法:病人取坐位,暴露肩部,穴位局部皮肤常规消毒后,将针刺入应刺深度,捻转或(和)提插得气后,在针柄上套1.5～2厘米长的温灸纯艾条点燃。当患者感觉皮肤灼热感时,隔上硬纸板,以防灼伤。每日1次。两组病人针刺后均结合推拿手法松解肩关节,嘱患者自行做甩肩(侧向划圈,由小到大)及"蝎子爬墙"等功能锻炼,均以能耐受为度。两组均每日治疗1次,15次为1个疗程,2个疗程后评定疗效。结果:在治疗组57例中,治愈40例,好转15例,无效2例,总有效率为96.5%;在对照组57例中,治愈32例,好转24例,无效7例,总有效率为88.9%(彭建明 等,2006)。

16.颈椎病

张勤勤颈夹脊穴运用烧山火法治疗颈椎病150例。针刺组150例取相应颈夹脊穴。常规消毒后,取28号1.5寸无菌毫针,待患者呼气时进针,先至天部(应刺深度的上1/3),慢提紧按9次,按针时左转;其次随患者呼气将针急插至人部(应刺深度的中1/3),操作法同天部;再随患者呼气将针急插至地部(应刺深度的下1/3),操作法同天、人部;然后等患者吸气时将针慢慢上提至天部,再行上述的手法。反复操作3次后,将针留守地部5～10分钟,此时针下多有温热感并向四周放散。隔日1次,10次为1个疗程,疗程间休息5天。对照组110例采用颌布带牵引法,取坐位间断式,轻重量牵引(1.5～2.5千克),每次20分钟,每天1次,10次为1个疗程,疗程间隔5天。两组病例经3个疗程治愈:治疗组85例,对照组26例;好转:原有各型症状减轻,颈及肢体功能改善,治疗组85例,对照组26例;无效:治疗组2例,对照组3例;总有效率:治疗组为98.67%,对照组为97.27%。经统计学处理,两组治愈率有显著差异($P<0.01$),针刺组疗效优于对照组(张勤勤,1999)。

17.上肢麻木

高丽花等运用烧山火法治疗上肢麻木。主穴:肩髃、曲池;配穴:天宗、肩贞、臂臑、外关、合谷。操作:主穴采用烧山火法,患者取坐位,常规消毒后用2.5寸不锈钢毫针刺入,得气后取浅层为天部,拇指向前单方向捻转(顺时针),捻转度为120°,频率60～90次/分钟,捻转同时将针提插,插时用力要重,提时用力要轻,天部捻转提插9次,完毕后将针刺入中层为人部,同时施术后,再将针深刺入地部,同法施术,反复2～3次后留针,其余配穴均常规操作,根据患者病程、年龄、体质以补泻手法,15分钟后行针1次,留针30分钟。并配合走罐法。本组50例中治愈40例,占80%,好转10例,占20%,总有效率100%,其中1～2个疗程治愈31例,2个疗程以上治愈9例(高丽花 等,2005)。

18.帕金森病

吴育豪等运用烧山火法治疗帕金森病1例。患者袁某,男,77岁,四川省成都市人,

2010年5月3日初诊。病史摘要：患者于一年前被四川省某西医院确诊患有结肠癌，手术后并接受化疗持续数月，6个月前右手开始发生明显震颤，经四川省某西医院确诊为帕金森病。患者因忌惮西药（美多巴）长期服用毒副作用大，遂来寻求针灸治疗。检查：患者右手不自主震颤，静止时明显，注意力集中时加重，右手肱二头肌张力高，动作迟缓，神情淡漠，面部无表情，双眼凝视，说话缓慢，语调低，但神志清醒，生活尚能自理。面赤，舌质淡白，苔黄厚，脉细滑。中医辨证为气血两虚、筋脉失养、虚风内动所致。治宜益气养血，濡养筋脉，熄风止颤。取穴：（1）少海、内关、大陵、血海、气海、三阴交。（2）小海、间使、内关、关元、足三里，均用补法。留针10～20分钟，气海、关元两穴针后加灸。针灸治疗每日1次，两组穴位交替使用。在治疗到7月2日针达20次时，精神转好，自述走路较之前稳健，面部表情较多，两眼有神，并表示由于精神状态转佳，已经参加游天津北京十多天的旅游团，但右手震颤如故未有减轻。此外，患者近日觉得肩臂酸疼，希望能多加上几个穴位。当天即针患侧的天宗穴，用烧山火法，不留针。起针后患者觉得患侧支正穴有明显窜动感，遂在支正处加1针，以接气迪经，针后震颤即止，留针30分钟，留针期间患者神志清醒但并未震颤。起针后，仍震颤，但震动幅度明显降低。后因患者前往旅游半月，事后未再前来就诊（吴育豪，2011）。

19.胃下垂

王萍等运用烧山火法治疗胃下垂。治疗组取穴：足三里、梁丘、建里，除单穴外均双取，用2寸毫针。手法：足三里、梁丘穴左右同时下针，针头向上微斜，气至后两手同时捻针，采用由浅至深的烧山火法，针下产生热感后，循经上行达于腹部，患者能感觉整个胃部温热舒适。建里穴进针得气后也采用由浅至深的烧山火法，使患者感觉胃体有酸胀紧缩之感。留针30分钟，1天1次，治疗后平卧1小时。10次为1个疗程，疗程间隔3天。对照组取穴：足三里、梁丘、建里，除单穴外均双取，用2寸毫针。手法：平补平泻手法，使针下得气。留针30分钟，1天1次，治疗后平卧1小时。10次为1个疗程，疗程间隔3天。结果：治疗组50例中治愈16例，显效14例，有效17例，无效3例，总有效率为94%；对照组30例中治愈6例，显效7例，有效9例，无效8例，总有效率为73.33%。经χ^2检验，$P<0.05$，说明两组疗效比较有显著性差异（王萍，2005）。

20.化疗后胃肠反应

刘龙彪等运用烧山火法治疗化疗后胃肠反应。治疗组化疗开始后，取单侧足三里，针刺得气后，行3度烧山火法，若身体没有出现温热感再行3度手法，再在局部涂以少量凡士林，增加艾炷的黏附作用，使用中号艾炷施灸。患者稍感热烫即另换一炷。同时根据患者的体质、病情、耐受程度等对壮数进行适当增减，每天1次，两侧足三里交替使用，至化疗疗程结束。对照组化疗开始后，取单侧足三里，在化疗开始后，取单侧足三里，在局部涂以少量凡士林,增加艾炷的黏附作用,使用中号艾炷施灸。患者稍感热烫即另换一炷。同时根据患者的体质、病情、耐受程度等对壮数进行适当增减,每天1次,两侧足三里交替使用,至化疗疗程结束。结果:治疗组97例中显效61例,好转32例,有效3例,无效1例;对照组89例中显效49例,好转25例,有效11例,无效4例(刘龙彪 等,2009)。

21.雷诺病

杨波等运用烧山火法治疗雷诺病。患者仰卧,取双侧曲池、外关、阳陵泉、绝骨四穴,以30号针针刺。先刺曲池、阳陵泉,以三进一退烧山火法行针2～3分钟,患者觉针下有温热感为度。随着针刺的增加,温热感渐扩散。后刺外关、绝骨,行平补平泻手法,留针40分钟,其间行针1次。刺后无温热感者配合温针灸。每日1次。治疗效果:15例患者中首次针刺温热感产生10例,第2次针刺后均有温热感产生,所有患者均在3次治疗后症状明显好转,5～13天均获痊愈,平均治疗8天(杨波 等,1997)。

张秋实等运用烧山火法治疗雷诺病。治疗组上肢病变侧取尺泽、外关,下肢病变侧取足三里、三阴交,上下肢同病者以上腧穴均取。操作方法:令患者自然呼吸,随其呼气,用单指押手法将针进至天部(腧穴深度的上1/3处),紧按慢提9次,按针时以右手拇指向前捻转,以催其气至(如针下沉紧,则轻提1～2分,轻微回转以解除滞针);进至人部(腧穴深度的中1/3处),施术方法同天部;再进针至地部(腧穴深度的下1/3处),施术方法同天部,如此为1度。如有热感可留针,如无热感可将针由地部一次提到天部,再行2度,留针20分钟,随其吸气缓慢把针拔出,左手急按针孔。上肢先针尺泽、后针外关,下肢先针足三里、后针三阴交。每日治疗1次,每10次为1个疗程,疗程间不需休息,共治疗2个疗程。对照组口服硝苯地平(拜尔医药保健股份公司生产,国药准字J20040031)20毫克,每日3次。结果:治疗组痊愈30例,显效16例,有效1例,治愈率、总有效率分别为63.8%、100%;对照组痊愈16例,显效14例,有效8例,无效5例,治愈率、总有效率分别为37.2%、88.4%。两组治愈率比较有显著差异($P<0.05$)。结果提示烧山火法治疗风寒阻络型雷诺病疗效显著,愈好率高(张秋实 等,2008)。

徐文亮等运用烧山火法治疗雷诺病。取穴:病发于上肢取尺泽、合谷;发于下肢取足三里、三阴交;上下肢均病者以上腧穴均取。同时,配合艾条温灸气海、关元穴。操作手法:尺泽、三阴交施先泻后补法,合谷、足三里施烧山火法。应用的烧山火法系安徽名老中医秦德锉先生家传针法,秦氏烧山火手法由捻转、提插、震刮、开阖组成。操作时用40～50毫米毫针,左手食指紧按穴位,右手持针刺入皮内,待针下得气后,将针一次插入所需深度,拇指向前捻转行阳数(不必拘于九数),至针下沉紧,连续慢提重插,倘热生,出针,急闭其穴。感觉迟钝者,同时配合震刮术,然后再施前法。秦氏烧山火法简便,易于操作,施术时需做到集中精力,心针合一,力达针端。若热感生再扳倒针柄,施以苍龙摆尾法,可使感应直达病所。以上四穴施术完毕不留针,出针后气海、关元穴用艾条悬灸30分钟。每日1次,10次为1个疗程。治疗效果:33例中,治愈19例,占57.6%;显效12例,占36.3%;有效2例,占6.1%;无效0例。总有效率100%(徐文亮 等,1997)。

22.不孕症

宋淑华运用烧山火法治疗不孕症。针刺取穴:双侧子宫穴(中极旁开3寸)、关元。手法:将针刺入腧穴应刺深度的1/3(天部),得气后行捻转补法,再将针刺入中1/3(人部),得气后行捻转补法,然后将针刺入下1/3(地部),得气后行捻转补法,即慢慢地将针提到上1/3,由浅入深每层紧按慢提9次,如此反复几遍。在操作过程中,配合呼吸补泻法中的补法,至患者自觉丹田或全身有温热感时出针,并揉闭针孔。每1个月经周期针刺4次。治疗结果:50例患者痊愈26例,其中针刺1个月即怀孕者4例,1~3个月怀孕者12例,4~6个月怀孕者9例,1年半怀孕者1例。显效18例,有效4例,无效2例,总有效率96%(宋淑华,2007)。

王传年运用烧山火法治疗不孕症。取关元、三阴交,于月经干净后第2天开始针刺治疗。针刺前嘱病人排空尿液,平卧,全身放松,舌顶上腭,目微闭。局部用75%酒精常规消毒,取直径0.30毫米、长40毫米毫针刺入穴位,将其应刺深度分为3部,在上1/3(天部)得气后慢捻轻转,再刺入中部1/3(人部),得气后再慢捻轻转,然后将针刺入下1/3(地部),得气后慢捻轻转,即慢慢地将针提到天部,如此反复操作,要求达到穴位下或全少腹温热为好。每隔10分钟操作1次,留针30分钟,取针时按压针孔。每日1次,连续治疗至求孕前1天停止。如求孕未成于下次月经干净后第2天再进行第2疗程。本组17例中,经治疗怀孕足月为痊愈12例,其中经1个疗程治愈1例,2个疗程治愈5例,3个疗程治愈5例,4个疗程治愈1例,治愈率为70.6%;基础体温升高0.3℃以上但未孕者3例,占17.6%;经2个疗程治疗无任何反应未继续治疗2例,占11.8%(王传年,2005)。

23.功能失调性子宫出血

丛宇等运用烧山火法治疗功能失调性子宫出血。治疗组选取40毫米毫针,常规消毒后,针刺子宫穴得气。同时配肾俞、关元、三阴交、气海、命门。本组施以烧山火法,子宫穴通过搓针法、提插法或捻转法得气后,用押手在穴旁守气,取胀酸针感后,用刺手拇、食指紧握针柄,要力贯针中(使针成为力的载体),用最慢速度(徐入),用大力度(九阳数),用重押手(守气),插针向内或拇指用力向前捻针或插捻结合,将子宫穴深度范围内分天、人、地3层,分层反复操作直至局部有温热感并传达至会阴部或小腹内。其余腧穴及辨证取穴皆以得气为度。每天1次,每次留针40分钟。7天为1个疗程。治疗2个疗程。对照组子宫穴得气后,其余腧穴及辨证取穴也皆以得气为度。每天1次,每次留针40分钟。疗程同治疗组。结果:治疗组30例中,痊愈19例,显效6例,有效4例,无效

1例,痊愈率为63.3%;对照组30例中,痊愈7例,显效8例,有效7例,无效8例,痊愈率为23.3%。两组痊愈率比较,P<0.05,治疗组优于对照组(丛宇 等,2010)。

24.痛经

陈仲新等运用烧山火法治疗原发性痛经76例。治疗组取穴:关元、三阴交(双侧)、地机(双侧)。操作:患者排空小便,仰卧位,用0.25毫米×40毫米毫针,用指切进针法进针,直刺20~30毫米,令患者自然地鼻吸口呼,随其呼气时,将针刺入浅层,得气后,重插轻提,连续9次;再将针刺入中层,重插轻提,连续9次;其后将针刺入深层,重插轻提,连续9次;然后将针1次提到皮下,产生热感即止。如针下未产生热感,可随患者呼气时,再施前法,一般不超过3次。手法操作完毕后,留针30分钟,待针下松弛时,待患者呼气时,将针快速拔出,疾按针孔。于月经来潮前7天开始治疗,月经来潮第1天止,每天治疗1次,连续治疗3个月经周期。治疗期间停服任何止痛药物。对照组取穴同治疗组。采用指切进针法,直刺20~30毫米,得气后,行提插平补平泻法,每穴行针5秒,留针30分钟。治疗时间同治疗组。两组均于3个月经周期后观察疗效。两组疗效比较:治疗组76例,痊愈37例,显效24例,有效12例,无效3例,总有效率为96.05%;对照组76例,分别为23例、25例、14例、14例、81.58%,治疗组疗效明显优于对照组(P<0.05)。痛经程度积分情况比较:治疗组治疗前积分(10.85±4.23)分,治疗后(2.36±1.62)分;对照组治疗前(11.09±3.92)分,治疗后(5.47±2.86)分。两组治疗后积分比较:治疗组明显低于对照组(P<0.01)(陈仲新,2008)。

钟亚运用烧山火法治疗痛经。在行经的第1天治疗。取三阴交、水道,每日左右各选一穴,毫针针刺,施烧山火法。呼气进针,吸气出针,徐进疾出,分三部进针,一次退针,每部紧按慢提行九数,出针扪穴。此时可有温热感达病所。再灸关元、中极两穴20分钟。每日治疗1次。76例中,治疗5~30分钟,疼痛及伴随症状消失者31例,占40.79%;疼痛基本消失者34例,占44.74%;疼痛减轻,或需配合其他治疗方法者9例,占11.84%;疼痛无改善者2例,占2.63%。本法治疗痛经的即刻止痛有效率为97.37%(钟亚 等,1994)。

25.股外侧皮神经炎

胥方元等运用烧山火法为主加远红外线(TDP)治疗股外侧皮神经炎。采用烧山火法,主选穴是髀关、伏兔、风市,以2寸毫针直刺入腧穴应刺深度的上1/3(天部),得气后捻转补法,再将针刺入中1/3(人部),得气后捻转补法,然后将针刺入下1/3(地部),得气后行捻转补法,并慢慢地将针提到上1/3,反复操作3次,将针紧提至上1/3即可留针,并配合呼吸补泻法中的补法;每次选穴按"循经选穴"(以足阳明、足少阳经穴为主,即在股外侧皮神经分布区域选3~4穴),用捻转、提插补泻手法,每10分钟运针1次,留针30分钟,每天1次,7次为1个疗程,1个疗程后休息3～5天;TDP于每次针刺后在患区上部辐射治疗,灯距30～40厘米(嘱患者常以手测试皮温,以免烫伤),每次30分钟。结果:治愈19例,显效14例,有效7例(胥方元 等,1997)。

26.老年性便秘

魏玉龙等运用烧山火法治疗老年性便秘。患者取仰卧位,选用30号1.5寸毫针,常规消毒后,刺入双侧足三里穴,行提插手法,令之得气,针下以酸胀为度。如遇气迟至者,留针候气,直至有得气感。采用摩腹手法:于患者腹部顺时针操作,时间15～20分钟。点按穴位:点按双侧天枢穴、关元穴,每穴1～2分钟。采用烧山火法:在双侧足三里穴行烧山火法,先左后右,以局部有温热感为度,时间约15分钟。按闭针孔,起针。疗程:6次为1个疗程,每天治疗1次,每个疗程之间休息1天,治疗2～3个疗程。结果:90例中,治愈22例,占24.5%,其中,男性8例(占8.9%),女性14例(占15.6%),有合并症者16例(占17.8%),无合并症者6例(占6.7%);有效53例,占58.9%,其中,男性20例(占22.2%),女性33例(占36.7%),有合并症者47例(占52.2%),无合并症者6例(占6.7%);无效15例,占16.7%,其中,男性10例(占11.1%),女性5例(占5.6%),有合并症者14例(占15.5%),无合并症者1例(占1.2%),总有效率为83.3%(魏玉龙 等,2006)。

27.婴幼儿腹泻

薄丽亚等运用烧山火法治疗婴幼儿腹泻。采用针刺者停服中西药物,取双侧足三里穴,快速进针,将可刺的深度分为浅、中、深三层(或浅、深两层)操作。先浅后深,每层依次做紧按慢提的提插手法,配合捻转,然后将针复退至浅层,称为1度。如此反复施术2～3度,使之能引发深热感。出针时用干棉球迅速扪闭针孔。再取长强穴,针刺时让患儿取跪伏位,针尖紧靠尾骨前面向上斜刺0.5寸,上下提插、左右捻转3～5次后迅速出针。每日针1次,伴有呕吐者,可点刺素髎、兑端、承浆穴出血;伴有乳食减少者,点刺四缝穴出血,轻度脱水者可加服糖盐水。结果320例中,1次治愈198例,占61.88%;2次治愈96例,占30%;3次治愈26例,占8.13%(薄丽亚 等,2003)。

28.休息痢

杨德全运用烧山火法治疗休息痢。采用烧山火法针刺手三里、足三里,得气后每隔5分钟使用烧山火法行针1次,30分钟后起针,每日1次,10次为1个疗程。另取附子、五倍子各6克,共为细末,均匀撒于3厘米见方的宽胶布上,贴敷于大肠俞及肾俞穴,24小时更换1次,亦10次为1个疗程。98例患者均治疗3个疗程后进行疗效评定。此外,凡纳入本组治疗的患者,一律停用他药他法。结果痊愈51例,显效25例,有效9例,无效13例,总有效率为86.7%(杨德全,2006)。

29.脾气虚证

徐兰凤运用烧山火法治疗脾气虚证27例。穴取足三里(双侧)。针刺方法:选用1.5～2寸不锈钢一次性消毒毫针(视病人形体瘦胖),针刺得气后,行三进一退、九阳数的烧山火法(补法),左手拇指按压在足三里穴的下部,使针感向上(腹部)传导,一般行2～3次针感即传到腹部,有少数还传到胃部,有2例还传到全身,如果针感上传不显著者可增加行针(烧山火的三进一退)的次数。留针30～40分钟,在留针过程中行捻转补法2次,出针时再行1次烧山火法,然后一次将针退至皮下出针,按压针孔片刻以纳正气。每周针治1次。一般针治3～5次,最长的针治7次。治疗结果:临床治愈19例,占70.37%;显效5例,占18.52%;好转3例,占11.11%;总有效率为100%(徐兰凤,1999)。

30.萎缩性胃炎

张文珍运用烧山火法治疗萎缩性胃炎。常规消毒,用30号华佗牌2寸毫针取督脉脊中穴下1寸处(经验穴)为主,用烧山火法,强刺激,得气热感传达胃脘处,留针,用中号火罐扣拔在穴位上,再快针刺胃仓透胃俞(双侧),同样用热补法。留针3分钟,然后刺中脘、上脘、梁门、足三里、内关、阴陵泉、期门、通谷、日月等穴,热补法,留针30分钟。以上穴位交替选用,并嘱患者在治疗期间忌生冷油腻和忧思饮酒。10次为1个疗程。结果针刺经验穴1分钟后,多数患者胃痛明显缓解或者消失,辅穴针完后患者感到胃脘立刻轻松舒服。168例患者在4个疗程后一切症状消失,饮食增加,睡眠好转。为了巩固疗效冲服一些中药面。36例(肠化或有胆汁返流者)5个疗程后,部分症状减轻,又配合穴位注射共6个疗程症状消失。总有效率为100%(张文珍,1996)。

31.糖尿病周围神经病变

李晓雷等运用烧山火法治疗糖尿病周围神经病变。治疗组在糖尿病基础治疗的同时配合针刺治疗,主穴取双侧肾俞、肺俞、足三里、三阴交。下肢麻木疼痛配双侧悬钟、委中、阳陵泉等穴;上肢麻木疼痛配双侧曲池、手三里。手法为复式手法烧山火,针刺得气后根据症状选足三里、阳陵泉、曲池行烧山火法,以局部有热感并向肢体远端传导为度,留针20～30分钟,每日1次。对照组在糖尿病基础治疗的同时肌肉注射甲钴胺注射液500微克,每周3次。结果:治疗组显效36例,有效5例,无效9例,总有效率82.00%;对照组显效24例,有效7例,无效19例,总有效率62.00%。两组总有效率比较,有显著性差异($P<0.01$)(李晓雷,2011)。

32.周围性面神经麻痹

王自兴运用烧山火法治疗周围性面神经麻痹。主穴:地仓、颊车、合谷、风池。对症取穴:额纹消失,眼睑闭合不全,加丝竹空;眼睑闭合而额纹不能皱起,加头维;耳后酸困疼痛,加外关;舌前2/3味觉减退,加廉泉。随证取穴:肝阳上亢伴高血压者,加太冲;气血虚弱,久治不愈者,加足三里、丰隆。操作:患者取侧卧位,地仓、颊车穴常规消毒后用28号1.5寸毫针,与面部皮肤呈15°迅速刺入1.2寸左右,然后均匀捻转,待得气后施烧山火针刺法。其他穴位行平补平泻法。留针30分钟,每日1次,10日为1个疗程。结果:本组42例,全部痊愈,治疗7次痊愈1例,2个疗程痊愈27例,3个疗程痊愈4例(王自兴,2004)。

王传年运用烧山火法治疗周围性面神经麻痹。观察组病人平卧,全身放松,舌顶上腭,目微闭。取患侧攒竹透鱼腰,太阳透悬颅,迎香透颧髎,地仓透颊车,承浆透大迎,翳风。局部用75%酒精常规消毒,用1.5～2寸针以5°刺入皮下后,将其应刺入深度分为3部,在上1/3(天部)捻转得气后以中指托住针体,拇指、食指进行缓慢捻转3圈,然后将针刺入中1/3(人部),得气后再缓慢捻转,再将针刺入下1/3(地部),得气后进行缓慢捻转,同时嘱病人意守针下,并轻声细语询问病人是否感到针下发热,达到所求针感后留针30分钟,每隔10分钟再进行缓慢捻转,使其始终保持针下发热,出针时按压针孔片刻。面部痛觉敏感,针2次无热感便结束此法,不可反复提插。对照组病人平卧,取穴同上,进针捻转得气后,针柄连上海产G-6805电针治疗仪,采用疏密波,缓慢调节旋钮,使患者面部肌肉有明显收缩但可耐受为宜,持续30分钟。以上治疗均每天1次,10天为1个疗程,休息1天开始下一疗程,3个疗程后观察治疗效果。结果:观察者25例中,临床治愈12例,好转11例,恢复不良2例,总有效率为92%;对照者25例中,临床治愈7例,好转10例,恢复不良8例,总有效率为68%。与对照组比较,χ^2=4.512,$P<0.05$(王传年,2007)。

张锡利运用烧山火法治疗面神经炎后遗症60例。治疗组取穴:邻近取穴和手足阳明经穴为主,主穴颊车、四白、翳风、阳白、下关,配穴太阳、迎香、风池、足三里(双侧)、承浆,每次主穴必用,配穴视病情而定。方法:选定穴位后,皮肤常规消毒,以1～1.5寸毫针快速直刺或斜刺5～8分,得气后施以烧山火法,不留针。每日1次,10天为1个疗程,休息2天再进行下一个疗程。烧山火法:将预定针刺深度分为浅、中、深三层,操作时由浅到深三层进针,得气后每层紧按慢提9次,如此反复几遍,至病人自觉某一局部或全身有温热感时出针,揉闭针孔。对照组取穴与治疗组完全相同,采取同样方法,但得气即止,不施手法,留针30分钟,其余与治疗组相同。结果:治疗组60例中痊愈42例,好转14例,无效4例,总有效率为93.33%;对照组60例中痊愈32例,好转12例,无效16例,总有效率为73.33%。治疗组在痊愈率、显效率、有效率方面均大于对照组,经统计学处理,$P<0.05$(张锡利,2002)。

33.小儿麻痹

苏新铭运用烧山火法治疗小儿麻痹。取穴:取阳明胃经及督脉经穴为主,诸如髀关、梁丘、足三里、内庭、身柱、腰阳关之类,并取肾经原穴太溪,辅以环跳、风市、阳陵泉、绝骨、三阴交、丘墟、太冲等穴（每次取4～5穴）。加减：上肢麻痹者加手三里、合谷；吞咽困难者加扶突、天突；腹肌麻痹者加天枢、归来；语言低怯者加廉泉、照海、内关。手法：用28～30号1～1.5寸毫针，捻转进针，觉手下有得气感后再微捻下至1寸深。其中髀关、梁丘、足三里、环跳、阳陵泉等穴用复式烧山火法，即紧按慢提，由浅入深，分三部行针，每穴操作3分钟后出针。其他穴位均以捻转补法，得气为度，不留针。疗程：每天1次，30次为1个疗程，间隔7天进行第2疗程。3个疗程为1个治疗阶段，进行小结。结果：40例中痊愈15例，占37.5%；好转21例，占52.5%；无效4例，占10%；总有效率为90%（苏新铭，1986）。

34.小儿脑瘫

李辉等运用烧山火法治疗小儿脑瘫下肢运动功能障碍68例。治疗组取穴：主穴取阳陵泉；配穴取昆仑、解溪、太冲、承山、太溪、三阴交、丘墟、血海。操作：患者仰卧，取0.30毫米×15毫米不锈钢毫针直刺至皮下，得气后取浅层为天部，拇指向前单方向捻转（顺时针），捻转度约为120°，每分钟60～80次，捻转同时将针提插，插时用力要重，提时用力要轻。天部捻转提插9次完毕后，将针刺入中层人部，同法施术后，再将针深入地部，同法施术，反复2～3次后留针，余穴均常规操作，根据全身证候虚实施以补泻手法，15分钟后行针1次，留针30分钟。对照组取穴同治疗组，阳陵泉穴同其他穴位常规操作，行提插捻转补泻。两组每日治疗1次，6次后休息1天，3个月为1个疗程。结果：治疗组35例中治愈15例，好转20例，无效0例；对照组33例中治愈10例，好转17例，无效6例（李辉 等，2005）。

35.咳嗽

胡荣在鱼际、丰隆、太渊穴运用烧山火和透天凉针法治疗咳嗽：第1日在左侧丰隆、太渊穴处，根据病情决定烧山火或者透天凉法，虚者运用烧山火，实者透天凉，每3分钟1次，共计运针3次。在左侧鱼际处运用针刀切割刺激（纵行方向）。第2日在右侧鱼际穴处运用针刀切割刺激（纵行方向）。在右侧丰隆、太渊根据病情决定烧山火或者透天凉法。虚者运用烧山火，实者运用透天凉。每3分钟1次，共计运针3次。2天1个疗程。未好者再间隔3天重复，重复次数不超过3次。结果：本组100例患者治愈67例，好转25例，见效7例，无效1例（胡荣，2009）。

36.慢性疲劳综合征

杨丽洁等运用烧山火法治疗慢性疲劳综合征1例。左某，女，27岁，因"疲倦乏力伴记忆力下降1年"就诊。患者自述，1年前因生活、工作压力大出现疲倦乏力，记忆力下降，注意力无法集中，无食欲，白天嗜睡，夜间难以入睡，梦多易惊醒，时有腰膝酸软，怕冷，大便不成形。就诊时见面色萎黄，精神欠佳；舌质淡红，舌体胖大有齿痕，苔薄白腻，脉细滑。1周前体检提示无异常,排除器质性病变。患者1月前因身体不适无法适应工作而辞职。该患者临床诊断为慢性疲劳综合征,中医辨证为脾肾阳虚。治以足三里、肾俞烧山火法为主,对证选穴为风池、四神聪、神门、三阴交、阴陵泉、心夹脊、脾俞。前后腧穴交替使用,每周治疗3次。选用正面腧穴时,取针留足三里行烧山火针法,施术完毕后留针1～2分钟。选用背面腧穴时,取针留肾俞行烧山火法,施术完毕后留针1～2分钟。按上述方案治疗5次后,患者嗜睡情况明显好转,白天精神较好,夜间入睡尚可,舌质淡红,齿痕减轻,苔薄白,脉细。效不更方,再次治疗10次后,患者自觉精力恢复到发病前,记忆力改善,睡眠正常,纳可,大便成形,无腰酸腿软等不适,舌质淡红,苔薄白,脉正常。再坚持调理5次后,患者自觉不适感基本消失,决定继续工作。随访1个月,病情无加重,身体状况良好(杨丽洁 等,2011)。

(三)透天凉

1.高血压症

张勤运用透天凉法治疗高血压症,对于1例上盛而下虚的病例,取百会、大椎、合谷、曲池,在后两穴施透天凉法,取足三里、三阴交、内庭穴施烧山火法,均留针10～20分钟。连针7日,血压136/86 mmHg,病愈(张勤,1996)。

2.垂直感染慢性HBV携带者

杨德全运用透天凉法联合抗乙肝免疫核糖核酸治疗垂直感染慢性HBV携带者64例疗效观察。治疗组肌肉注射抗-HBV-iRNA(北方制药厂生产)3毫克/次,每周2次;另采用透天凉法针刺足三里、内关、合谷穴,得气后须"动留针"(每隔5分钟使用透天凉法行针1次),30分钟后起针,每日1次。对照组肌肉注射抗-HBV-iRNA 3毫克/次,每周2次。两组均3个月为1个疗程,2个疗程后即停止治疗。每个病例均于停止治疗后随访1年,在观察期间两组均停止使用任何抗病毒、护肝及免疫调节剂等药物。两组治疗1个疗程后血清HBVM各项阴转率为14%～26%,且两组间差异无明显意义,$P>0.05$。治疗2个疗程及停止治疗1年后随访,血清HBVM阴转率治疗组已明显优于对照组,经统计学处理$P<0.05$(杨德全,2000)。

3.脑梗死

王弘运用透天凉法治疗脑梗死30例。观察组取穴:上肢取患侧肩髃、曲池、外关、合谷、中诸、后溪。下肢取患侧环跳、风市、伏兔、足三里、阳陵泉、解溪。言语不利加廉泉、哑门,气虚血瘀加血海、梁丘,阴虚阳亢加太冲透涌泉,痰涎壅滞加丰隆。方法:采取快速无痛进针法,得气后施以补泻手法。根据脉证辨明虚实,实证施以透天凉法,不留针。每日1次,10日为1个疗程,休息2日再进行下一个疗程。结果:观察组30例中,痊愈21例,显效7例,好转2例,愈显率93.33%;对照组30例中,痊愈16例,显效6例,好转8

例,愈显率73.33%。显示观察组在痊愈率、显效率、愈显率方面均大于对照组,经统计学处理 χ^2 =4.32,$P<0.05$(王弘,1996)。

4.痹症

邱建文等运用透天凉法治疗痹症24例。选取病变局部穴位为主,肩部取肩髃、肩髎,肘部取曲池、少海,腕部取外关、合谷,髀部取环跳,膝部取足三里、阳陵泉,均为患侧。操作手法:风湿热痹用透天凉针刺手法。穴位常规消毒后,取30号1.5寸毫针,均采用指切进针方法,得气后使经气传至痹所。透天凉法采用三退一进,直至有凉感;肌肉较薄处的穴位可按郑氏的热补法、凉泻法操作。留针30分钟,每隔15分钟行手法1次,烧山火法出针后急扪针孔,透天凉法出针后摇大其孔。每日1次,10次为1个疗程,2个疗程后观察疗效。治疗结果:观察24例,其中痊愈11例,显效10例,有效2例,无效1例,有效率为95.83%(邱建文,2000)。

林明祥等运用透天凉法治疗热痹。取穴:主穴取大椎,刺约5分,曲池刺约1寸5分。取阳陵泉,刺约1寸2分。也可取阿是穴。配穴:病在肩部取肩髃、臑俞;在肘臂部取合谷、外关、尺泽;在腕部取阳池、外关、腕骨;在背部取水沟、腰阳关;在臀部取环跳、悬钟;在股部取秩边、承扶;在膝部取犊鼻、梁丘、阴陵泉;在踝部取昆仑、丘墟、解溪。以上所有穴位针刺时均用透天凉法。透天凉法:在选定穴位后,令患者深吸气时进针。针尖迎着经脉来的方向微斜刺入。进针时要快。刺入到一定深度后,左手按压穴位周围皮肤,右手反复轻捻针柄,待患者局部或全身觉得有凉意时,就迅速向上稍行提针,再做同样捻转。如此反复数次,最后让患者做深呼气时将针急速拔出。但亦有一些患者不能感到凉意,此时可用冷水在穴位附近敷之,亦可用冷水袋放于四肢末端,同样能起到治疗效果(林明祥 等,2007)。

5.咽喉肿痛

许国等运用透天凉法治疗咽喉肿痛。嘱患者屈肘成直角,取曲池,然后选取1.5～2.5寸长毫针,快速刺入1.0～1.5寸,得气后行捻转泻法,再将针紧提至刺入深度之2/3左右处,得气后仍行捻转泻法,然后将针紧提至刺入深度之1/3左右处,得气后仍行捻转泻法,再慢按至原先最深入处。如此反复操作3次,再留针30分钟,中间行针1次。每日治疗1次,重者2次。7日为1个疗程。治疗68例,除3例无效外,52例症状消除,各项检查正常,13例症状基本消失或改善,各项检查亦好转(许国 等,1994)。

6.神经性耳鸣

何友信运用透天凉法治疗神经性耳鸣1例。毛某,女,40岁,小学教师。1985年5月6日初诊。感冒发热愈后,两耳如蝉鸣已7天,伴有头晕,烦躁,失眠。查血压120/80mmHg,舌质红,白黄腻苔,少津,脉数。诊:神经性耳鸣。治疗:针中渚(右),行透天凉针法,即时上肢有凉感,头晕耳鸣顿减。复行针法1次,左侧耳鸣消失,再调针感,右侧耳鸣又消。翌日二诊:两耳鸣又作,右重左轻。针中诸(左),仍行透天凉针法,即刻上肢有凉感,双侧耳鸣顿消,留针20分钟。5月11日三诊:耳鸣、头痛、头晕、失眠、烦躁诸症全消。取穴手法同上,以巩固疗效。一年后随访,耳鸣未复发(何友信,1988)。

7.新生儿高热惊风

何友信运用透天凉法治疗新生儿高热惊风1例。郑某,男,6天。1976年1月12日初诊。其父诉患儿突然高热,昏迷约半小时,无呕吐与腹泻。查体温超过42℃,患儿呈急性病容,面部及全身皮肤潮红,双眼闭合,鼻翼煽动,呼吸急促。囟门平,头颈软,两肺呼吸音急促而清晰,腹胀满,脐带残端干燥,无分泌物。诊断:新生儿超高烧,证属阳明实热。治疗:将患儿包被打开,衣服脱光,进行冷空气浴。速点刺少商、素髎出血,以泻阳明之热。又刺人中,以醒脑开窍,强刺激、捻转10~20秒钟后,患儿突然哭啼,声音洪亮。急喂凉开水,患儿得水大饮。又刺曲池、足三里,行透天凉针法,针毕,见大汗出。再喂凉开水。2~3分钟后,突然患儿颈摇,四肢抽搐,牙关紧闭,两眼上翻。急针人中,用强刺激,捻转30~40秒钟,抽搐停止。又针三阴交,留针2分钟。针大椎、风池,亦行透天凉针法。此时针治已30分钟余,测体温降至39.6℃。令哺母乳,患儿吸吮正常,约10分钟后入睡。再测体温降至38.4℃。翌日二诊,母诉针后约2小时体温降至正常。查体温36℃,心肺听诊未发现异常。婴儿哺乳、睡眠均好,未复针。3年后随访,幼儿发育正常(何友信,1988)。

8.风热型感冒

何友信运用透天凉法治疗风热型感冒。王某,男,5岁,1974年10月20日初诊。父代诉:流涕、便秘,诊为感冒。曾注射青链霉素、柴胡注射液,热不退。改服妙灵丹、六神丸等药,热仍不退,今特来针治。查体温38.8℃,鼻阻咽红,双颌下淋巴结可触及,压痛明显。舌质红而少津,黄白腻厚苔,脉数。两肺呼吸音清晰,白细胞13000/立方毫米,中性粒细胞68%,淋巴细胞32%。诊为风热型感冒。治疗:先少商、素髎点刺出血,对曲池、足三里、大椎、风池行透天凉针法。翌日二诊:针后约1小时体温降至正常,仍有烦躁,纳差,便秘。又针足三里、天枢、三阴交,行透天凉针法。三诊:针后纳转好,晚上安然入睡。大便一日得二,量多往日,由干转溏(何友信,1988)。

9.急性菌痢

何友信运用透天凉法治疗急性菌痢。王某,男,33岁,中学教师。1982年4月12日初诊。高热腹泻、脓血便2天。大便约1小时1次,伴有腹痛下坠、头疼头晕。查体温39℃,面潮红,舌质红而少津,黄白厚苔,脉数有力。左下腹结肠区压痛明显,镜检脓细胞(+++),红细胞(+++),白细胞18000/立方毫米,淋巴细胞14%。诊断:急性细菌性痢疾。速对足三里、曲池行透天凉针法,对关元、天枢行强刺激,四肢针毕,腹痛下坠顿消,便意也随之消失,头痛头晕症减。留针30分钟,测体温37.8℃,1小时后体温降至正常。翌日二诊:大便减为1日2次,腹痛下坠消失,仍纳差,取穴手法同上,连续3日以巩固疗效而愈(何友信,1988)。

孙云廷等运用透天凉法治疗急性菌痢。观察组医者于患者双上巨虚用毫针行透天凉法,反复施术,5分钟后出针,日2次,6次为1个疗程。对照组医者于患者双上巨虚用毫针行平补平泻手法,反复施术,5分钟后出针,日2次,6次为1个疗程。治疗结果:观察组32例,治愈26例,显效4例,有效1例,无效1例,治愈率81.3%,总有效率96.9%;对照组31例,治愈17例,显效3例,有效4例,无效7例,治愈率54.8%,总有效率77.4%。观察组与对照组的治疗效果比较,经统计学检验,差异显著,$P<0.05$(孙云廷 等,1997)。

10.鼻衄

高雨苍运用透天凉法治疗鼻衄。辨证选穴,先将针插入穴位最深部,进针时要慢,然后分3次往上提,提时要快,提至1/3,稍停,再提2/3,稍停,最后提到皮内,提时亦须捻针,最好向同一方向捻,这样连续几次,即可产生凉感,如不应,可反复操作,得凉即停。共治疗鼻衄3例,效果满意(高雨苍,1961)。

11.咽炎

刘月振运用透天凉法治疗咽炎。取穴:鱼际穴(在手拇指本节后凹陷处,约当第1掌骨中点桡侧,赤白肉际处)。操作:病人坐位,前臂平伸,屈肘侧掌。穴位皮肤用75%酒精棉球擦拭消毒,取28号1.5寸毫针,快速进针1~1.2寸,用提插捻转手法令其得气,然后按透天凉法操作反复施术,直至穴位局部有凉感为止(经过操作始终未引起凉感仍然有效)。同时,让患者饮温开水,并不断地做吞咽动作,随后,医者用拇、食指捏按患者咽喉部数次。留针30分钟,待凉感消失后出针,不闭针孔。1日1次,7天为1个疗程。结果:1~7次治疗后,痊愈(咽痛、咽干、咽痒、咽部黏膜充血、肿胀、异物感等诸症消失)61例,其中,急性咽炎48例,慢性咽炎13例;好转(大部分自觉症状消失,咽部轻微异物不适感,咽部黏膜充血明显减轻)13例,其中急性咽炎3例,慢性咽炎10例;无效(治疗前后症状体征无变化)2例,均为慢性咽炎(刘月振,2002)。

12.顽固性荨麻疹

何友信运用透天凉法治疗顽固性荨麻疹1例。张××,女,40岁,工人。1982年10月2日初诊诉:患荨麻疹已22年。1970年7月27日分娩时受风,数日后催病,每于白天发作,夜晚入睡后自愈。晨起衣服尚未穿好,风疹块即发,先见于前臂、大腿两侧,而后遍布全身。严重时眼睑肿胀、眼裂变小、面部红肿、嘴唇肿胀增厚,入睡后疹块渐渐消退而愈。翌日晨起又发。自1972年起,经多方治疗,转为每年冬初发病,仍为白天发疹,晚上入睡后消退。但夏秋如遇凉风、寒流亦可引起发作。查前臂内外两侧有大小不一的红色斑块。诊断：荨麻疹。治疗：行一进三退透天凉手法。针大椎，得气后凉感向下传导，抵两肩、脚间。针足三里，得气后凉感抵足。针曲池，得气后凉感抵手，5～6分钟后，全身有凉感。翌日二诊：昨日针后3～4小时，疹块消失。今晨起疹块未作。取穴手法同上。针毕，患者全身有冷感，牙齿颤抖。如此手法连续5日。12月6日访，患者喜告曰："今冬未复发。"观察3年未见复发（何友信，1986）。

13.皮肤瘙痒症

何友信运用透天凉法治疗皮肤瘙痒症1例。阮××，女，77岁，新乡市人。1983年4月15日初诊诉：全身皮肤瘙痒半年余。发作前全身先有热感，测体温正常。3～5分钟后，开始瘙痒，逐渐加重，需有子女协助抓挠，持续50～60分钟才愈。每天发作10多次，影响进食和睡眠。经多家医院皮肤科诊治，均诊为"皮肤瘙痒症"，医治无效。查全身皮肤未见疹块和缺损。治疗：行透天凉一进三退手法。针三阴交，得气后凉感到足；针足三里，得气后，凉感到踝；针曲池，得气后，凉感到手。留针30分钟，复行手法一次。翌日二诊诉：全身阵发性热感减轻，瘙痒发作次数减少至7次，瘙痒持续时间缩短，未影响进食和睡眠。加风池、风门、大椎，亦行透天凉法，针毕背部稍有凉感。4月17日三诊：热感、瘙痒又减轻。4月18日四诊：热感消失，瘙痒每天发作2～3次，持续2～3分钟。守原方治疗3日。4月21日八诊：仍有轻微瘙痒。近3次治疗收效甚微，取穴同上，改用烧山火法以试探治疗。4月29日九诊诉：昨日针后，全身热感和瘙痒大作，如同针前。取穴同上，复改用透天凉法，翌日症状大减，固守此方7日，全身热感及瘙痒全消。随访2年未复发（何友信，1986）。

14.疟疾高热

高英起运用透天凉法治疗疟疾高热。治疗组74例。治疗针刺主穴：大椎、后溪、间使。配穴：合谷、足三里。用30号1.5寸针直刺1～1.5寸，施以重提针体，提插捻转手法，似有邪气从针孔抽出及有强烈酸胀感后留针20分钟。每日治疗1次，4天1个疗程。同时口服青蒿琥酯片，首日4片，次日1片，1日2次，连服5日。对照组80例。单用青蒿琥酯片，首日4片，次日1片，1日2次，连服5日。结果：临床治愈率治疗组100%，对照组96%，经统计学处理，两组间无显著差异（$P > 0.05$）（高英起，2003）。

（四）阳中隐阴

1.萎缩性胃炎

吴耀持等运用阳中隐阴手法治疗萎缩性胃炎。取中脘、足三里穴，用阳中隐阴手法，针法是穴位皮肤常规消毒后，直刺进针，要求进针1.2寸，得气后行阳中隐阴手法。即先进针半程（达0.6寸），用插针重而快、提针轻而慢的提插补法，反复行九阳数，至针下有热感时,再进针半程(至1.2寸),行提针重而快、插针轻而慢的提插泻法,反复行六阴数,直至已泻而虚,针下清凉,然后退针。留针20分钟,期间每5分钟行针1次。隔日1次,15次为1个疗程。连续2个疗程后观察疗效和相关指标。治疗38例萎缩性胃炎患者,评定疗效,并与药物组(中成药胃复春片,口服每次4片,每日3次,饭前服用,2个月为1个治疗周期)进行疗效比较。结果:针灸组与药物组临床综合疗效比较,有效率分别为86.84%和84.21%,而胃镜及病理活检综合疗效比较,有效率分别为81.58%和84.21%,两者统计学处理 $P>0.05$,临床无显著差异。表明阳中隐阴手法治疗萎缩性胃炎具有与药物相同的治疗效果(吴耀持 等,2002)。

2.陈旧性面瘫

魏嘉涛运用阳中隐阴手法治疗陈旧性面瘫30例。治疗选四白、太阳、上关、下关、颊车、翳风(均取患侧)、合谷、足三里(均取双侧),针刺入皮后先在浅层行提插捻转补法,得气后,再深刺行提插捻转泻法,留针30分钟,中间以同样手法行针2次,每天1次,10次为1个疗程,每疗程之间休息2天。治疗结果:本组30例,基本痊愈18例,占60%;有效12例,占40%(马松涛,1996)。

3.厥症

张玉欣等运用阳中隐阴手法治愈1例厥症。某男,45岁。2002年11月因受寒出现左下肢冷痛,喜温喜按。当时未予以重视。2003年3月患者渐感左下肢深层热痛,表皮有恶寒麻木感,皮温不高,皮色不红,生理反射存在,病理反射未引出。经在外院针刺10余天效不显,遂来我处就诊。根据病情,对此患者施以阳中隐阴针法。取穴:左下肢阴市、阳陵泉、阳辅、三阴交。阴市、阳辅先在浅层行补法(紧按慢提九数),再进入深层行泻法(紧提慢按六数);阳陵泉、三阴交施以平补平泻手法。每日1次。治疗3日后症状明显减轻,1周后痊愈(张玉欣 等,2004)。

4.荨麻疹

王贡臣等运用阳中隐阴手法治疗荨麻疹17例。治疗取穴,以曲池、风市、足三里为主,配以风池、合谷、血海、委中等。操作:用银针入穴位皮下后,先在浅层紧按慢提9次以行补法,再进入深层紧提慢按6次以行泻法,留针30分钟;中间以同样手法再行针2次。夏天治疗1次,10次为1个疗程。结果:痊愈16例,显效5例,有效2例,总有效者占76.5%。如李某,男,30岁,全身反复发作风团已3个月,色红,如云块,剧痒遇冷风或食鱼虾更甚。经本法治疗18次,疹散痒止;9个月后复查,未见复发(王贡臣,1999)。

李关健运用阳中隐阴手法治疗荨麻疹17例。治疗取穴,以曲池、风市、足三里为主,配以风池、合谷、血海、委中等。操作:用银针刺入穴位皮下后,先在浅层紧按慢提9次以行补法,再进入深层紧提慢按6次以行泻法,留计30分钟;中间以同样手法行针2次。每天治疗1次,10次为1个疗程。结果:本组30例,痊愈16例,显效5例,有效2例,总有效者占76.5%(李关健,1989)。

5.小儿食积

郭翔等运用阳中隐阴手法配合摩腹治疗小儿食积56例。阳中隐阴手法:患儿仰卧位或俯卧位,取足三里、梁门、中脘、天枢、梁丘、脾俞、胃俞、章门等穴,分两组轮流使用。阳中隐阴手法为先泻后补,根据穴位的可刺深度,分浅(5分)、深(1寸)操作,进针后先深层行泻法,紧提慢插6次,再退针到浅层行补法,紧插慢提9次,均不留针。每日1次,10日为1个疗程。本法尤适用于脾虚食积发热,日久致脾胃虚寒者。本组经治疗痊愈46例,好转7例,无效3例(郭翔 等,2002)。

6.偏头痛

李关键等运用阳中隐阴手法治疗偏头痛56例。穴位选风池、外关、阳陵泉、太冲。若右侧头痛取右侧穴位,左侧头痛取左侧穴位,两侧头痛即取双穴。针刺方法采用《金针赋》中阳中隐阴手法,即将所刺穴位分为浅、深两层,运用快速进针将针尖穿过皮肤,缓缓地刺入浅层,待针感出现后,在针柄上行搓法。在达到明显针感时,先在浅层施行紧按慢提9次已行补法,至病人觉针下有热感为度。再将毫针刺入深层,使针感缓和地增强,然后施行紧提慢按6次行泻法,至病人感觉针下凉为度。如此反复操作5次后,待针感消失后出针,不按闭针孔。每天1次,5次为1个疗程。针刺治疗期间,停止其他治疗。结果:56例患者经治疗后,痊愈33例,占58.92%;好转21例,占37.5%;无效2例,占3.57%。结果提示:此疗法治疗偏头痛疗效较好,古代先贤的针刺手法值得我们认真继承和发掘(李关键 等,2008)。

7.流感发热寒战

邓晓敏等运用阳中隐阴手法治疗流感发热寒战62例。治疗组给予针刺治疗。患者仰卧位,取曲池、太冲穴,局部常规消毒后,用28号毫针直刺。曲池先针入5分,得气后紧按慢提9次,使患者感觉针处有微热感;再深入5分,得气后紧提慢按6次,针毕不留针。太冲先针入3分,再深入3分,手法同曲池,针毕不留针。每例患者仅针刺1次。对照组肌注复方氨林巴比妥注射液(上海信谊金朱药业有限公司生产)2毫升。随后两组均用利巴韦林注射液0.5克加入生理盐水250毫升静脉滴注。次日患者复诊时评价疗效。治疗结果:治疗组62例中,显效43例,占69.35%;有效13例,占20.97%;无效6例,占9.68%,总有效率90.32%。 对照组64例中,显效31例,占48.44%;有效17例,占26.56%;无效16例,占25.00%,总有效率75.00%。两组总有效率比较,有显著差异(P<0.05)(邓晓敏,2010)。

（五）阴中隐阳

1.小儿食积

郭翔等运用阴中隐阳手法配合按摩治疗小儿食积。取足三里、梁门、中脘、天枢、梁丘、脾俞、胃俞、章门等穴，分2组，轮流交替使用。阴中隐阳针法为先泻后补之法。根据穴位的可刺深度，分浅（5分）、深（1寸）两层操作，进针后先深层行泻法，紧提慢按六数，再退针到浅层行补法，紧按慢提九数。均不留针，可行数度。每日1次，10天为1个疗程。在此基础上再进行摩腹，本针法对脾虚食积发热，日久致脾胃虚寒之证尤其适应。结果56例病人痊愈46例，好转7例，无效3例（郭翔，2002）。

2.月经不调

陈美仁运用阴中隐阳手法治疗月经不调120例。治疗组主穴选关元、肾俞、三阴交。随证配穴：月经先期配行间、中封；月经后期配气海、足三里；月经先后不定期配期门、肝俞；倒经配气海、血海。主穴均运用阴中隐阳针法。阴中隐阳针法为先泻后补之法。根据穴位的可刺深度，分浅（5分）、深（1寸）两层操作，进针后先深层行泻法，紧提慢按六数，再退针到浅层行补法，紧按慢提九数。均不留针，可行数度。每日1次，10天为1个疗程，一般采用每个月治疗为1个疗程，连续治疗至少3个月以上。根据辨证后选用的配穴则采用一般的平补平泻手法。对照组辨证中药治疗，每日1剂，早晚服，10天为1个疗程。结果：治疗组120例中痊愈86例，好转32例，无效2例，总有效率为98.34%；对照组80例中痊愈32例，好转28例，无效2例，总有效率为75%，$P<0.05$，疗效差异显著（陈美仁，2005）。

（六）青龙摆尾

1.坐骨神经痛

李家康运用青龙摆尾手法治疗坐骨神经痛。主穴：肾俞双侧、气海俞双侧。辨证加减：下肢外侧前缘痛，取胃足阳明经足三里穴，外侧中间痛取胆足少阳经阳陵泉穴，后侧痛取膀胱足太阳经委中穴，内侧痛取脾足太阴经阴陵泉穴、三阴交穴。每日针刺1次，10次为1个疗程，治疗1个疗程休息3天。操作方法：选好部位，然后常规消毒，安定患者情绪，调整患者呼吸，用爪切式进针。随咳下针，当进针达到一定深度，病人有酸胀麻感时，再提针到皮下，按倒针身，角度为30°～50°，针尖指向病所，手执针柄，不进不退，向前后左右慢慢拨动针柄，分层进针，进针时按天三（浅）、人九（中）、地六（深），退针时按地九、人三、天六行针。每层行针3遍，共54次。患者配合鼻吸口呼。呼气时进针，得气后在吸气时将针柄左右上下拨动，如船之舵，左右而拨之，此为补法；若口吸鼻呼，在吸气时进针，得气后在呼气时将针柄左右拨动，此为泻法。拨动针柄时，应随病人呼吸捻转拨动。结果：本组50例中痊愈25例，显效12例，好转9例，总有效率为92%（李家康，

1998）。

焦杨运用青龙摆尾手法治疗根性坐骨神经痛80例。青龙摆尾治疗组取穴：气海俞（双）、大肠俞（双）、环跳（患侧）、阳陵泉（双）、悬钟（双）。操作：选好穴位，常规消毒，安定患者情绪，调整患者呼吸，用爪切式进针，随咳下针，当进针达到一定深度，病人有酸胀麻感时，再提针到皮下，按倒针身，角度为30°～50°，针尖指向病所，手执针柄，不进不退，向前后左右慢慢拨动针柄。然后分层进针，进针时按天三（浅）、人九（中）、地六（深），退针时按地九、人三、天六行针。每层行针3遍，共54次。患者配合鼻吸口呼，呼气时进针，得气后在吸气时将针柄左右上下拨动，如船之舵，左右而拨之，此为补法；若口吸鼻呼，在吸气时进针，得气后在呼气时将针柄左右拨动，此为泻法。拨动针柄时，应随病人呼吸捻转拨动。针刺疗程：每日针刺1次，10次为1个疗程，治疗1个疗程休息1日。常规针刺对照组取穴：气海俞（双）、大肠俞（双）、环跳（患侧）、阳陵泉（双）、悬钟（双）。针刺手法：选好穴位，常规消毒，用爪切法进针，提插捻转运针，平补平泻，得气后，接G6805电针仪，采用连续波，以病人耐受为度，留针20分钟。针刺疗程同治疗组。结果：治疗组40例中治愈21例，显效9例，好转9例，无效1例，显效率为75%；对照组40例中治愈16例，显效9例，好转14例，无效1例，显效率为62.5%。治疗组的显效率、治愈率明显高于对照组，但无显著差异。治疗组起效时间短于对照组，且有显著差异（$P<0.05$）（焦杨 等，2004）。

2.腰椎间盘突出症

费兰波等运用青龙摆尾手法治疗坐骨神经痛。青龙摆尾治疗组取穴：气海俞（双）、大肠俞（双）、环跳（患侧）、阳陵泉（双）、悬钟（双）。操作：选好穴位，常规消毒，安定患者情绪，调整患者呼吸，用爪切式进针，随咳下针，当针达到一定深度，病人有酸胀麻感时，再提针到皮下，按倒针身，角度为30°～50°，针尖指向病所，手执针柄，不进不退，向前后左右慢慢拨动针柄。然后分层进针：进针时按天三（浅）、人九（中）、地六（深），退针时按地九、人三、天六行针。每层行针3遍，共54次。患者配合鼻吸口呼，呼气时进针，得气后在吸气时将针柄左右上下拨动，如船之舵，左右而拨之，此为补法；若口吸鼻呼，在吸气时进针，得气后在呼气时将针柄左右拨动，此为泻法。拨动针柄时，应随病人呼吸捻转拨动。针刺疗程：每日针刺1次，10次为1个疗程，治疗1个疗程休息1天。常规针刺对照组取穴：气海俞（双）、大肠俞（双）、环跳（患侧）、阳陵泉（双）、悬钟（双）。针刺手法：选好穴位，常规消毒，用爪切法进针，提插捻转运针，平补平泻，强刺激以病人耐受为度，留针30分钟。针刺疗程同治疗组。结果：治疗组31例中治愈10例，显效11例，有效7例，无效3例，总有效率为90.32%；对照组29例中治愈4例，显效6例，有效11例，无效8例，总有效率为72.41%。经配对和组内检验分析，两组治疗前和治疗后疼痛指标比较有显著差异($P<0.05$),说明青龙摆尾针法和常规针刺方法治疗该病均有效。两组之间治疗后疼痛指标比较,有显著差异($P<0.05$),说明治疗组对疼痛的改善优于对照组(费兰波 等,2005)。

焦杨运用改良青龙摆尾手法治疗腰椎间盘突出症。青龙摆尾治疗组穴位:气海俞(双)、大肠俞(双)、环跳(患侧)、阳陵泉(双)、悬钟(双)。针刺手法:选好穴位,常规消毒,安定患者情绪,调整患者呼吸。用爪切式进针,随咳下针,当进针达到一定深度,病人有酸胀麻感时,再提针到皮下,按倒针身,角度为30°~50°,针尖指向病所,手执针柄,不进不退,向前后左右慢慢拨动针柄。分层进针:进针时按天三(浅)、人九(中)、地六(深),退针时按地九、人三、天六行针。每层行针3遍,共54次。患者配合鼻吸口呼,呼气时进针,得气后在吸气时将针柄左右上下拨动,如船之舵,左右而拨之,此为补法;若口吸鼻呼,在吸气时进针,得气后在呼气时将针柄左右拨动,此为泻法。针刺疗程:每日针刺1次,6次为1个疗程,治疗1个疗程后休息1天。共治疗5个疗程。常规针刺对照组穴位:气海俞(双)、大肠俞(双)、环跳(患侧)、阳陵泉(双)、悬钟(双)。针刺手法:选好穴位,常规消毒,用爪切法进针,提插捻转运针,平补平泻,得气后,留针30分钟,每10分钟捻转1次。针刺疗程同青龙摆尾治疗组。结果:治疗组96例中治愈76例,显效13例,有效7例,治愈率为79.2%;对照组96例中治愈48例,显效26例,有效22例,治愈率为50%。治疗组临床疗效、起效时间、治疗前后VAS评分和ODI评分均优于对照组($P<0.05$)(焦杨 等,2011)。

3.颈椎病

何洁茹运用青龙摆尾手法治疗颈椎病。取穴:外关、后溪。操作:选用不锈钢毫针,穴位常规消毒后,快速刺入,将针尖朝向颈部与皮肤呈30°~45°斜向浅刺,提插捻转得气后,再将针柄缓缓摆动,好像手扶船舵或左或右以正航向一样,推动经气向颈部传导,留针。每天针刺1次,10次为1个疗程,视病情决定是否进行下一疗程,1个疗程后评定疗效。结果:本组38例治疗后痊愈20例,显效12例,有效5例,无效1例,总有效率达97.4%(何洁茹,2008)。

4.脏躁

李成宏等运用青龙摆尾手法治疗脏躁。观察组取穴:三阴交、合谷、太冲、神门。偏肝郁气滞加内关、膻中,偏阴血亏虚加太溪、足三里。操作:双侧三阴交、合谷、太冲穴常规消毒后,选用华佗牌0.34毫米×40毫米规格毫针快速刺入皮下,进针达一定深度后,三阴交行提插捻转补法,合谷、太冲、神门行平补平泻法,促使针下得气,提针至皮下,针向病所,倾斜针身约45°,刺入约25毫米后再次行针,得气后拇、食两指持针,不进不退,一左一右慢慢拨动针柄,如手扶船舵一左一右以正航向,推动经气向远端传送,针感以过肘、过膝向上走动为最佳。神门穴针用平补平泻法,内关、膻中行常规针刺泻法,太溪、足三里用补法。行针2分钟后留针30分钟,留针期间每10分钟行针1次以加强针感,三阴交、合谷、太冲三穴每次行针时均应体现出青龙摆尾的针法特点。每日治疗1次。对照组肝郁气滞者以甘麦大枣汤合柴胡疏肝散加减,阴血亏虚者以甘麦大枣汤合一贯煎加减,水煎服,每日早晚各1次。两组均以10天为1个疗程,3个疗程后进行疗效观察,随访半年。结果:观察组48例中痊愈37例,好转9例,无效2例,总有效率为95.8%;对照组48例中痊愈28例,好转12例,无效8例,总有效率为90%。两组痊愈率及总疗效率比较,差异均有统计学意义($\chi^2_{痊}$ =3.86,$\chi^2_{总}$ =4.02,均 $P<0.05$)(李成宏 等,2010)。

5.肱骨外上髁炎

李小林运用青龙摆尾手法治疗肱骨外上髁炎。取阿是穴,可在患者动态下于其肘关节外上方寻得最明显压痛点或最敏感点。然后取28号50毫米毫针针刺,施青龙摆尾手法,即将针刺入后针尖指向病所不进不退,仅持针柄一左一右摇动之,勿做转动,有如驾舟持舵状,使针感仅向病所传导,施术5分钟。再取温溜穴,亦施同样手法5分钟。然后均留针20分钟。6次为1个疗程,休息1天,续行下一疗程。结果68例中62例痊愈,6例显效,有效率100%。疗程最短4天,最长24天。半年后随访痊愈者40例中,复发2例,复发率5%(李小林,2004)。

李子勇运用青龙摆尾手法治疗肱骨外上髁炎。治疗组取穴:阿是穴、曲池、手三里。方法:常规消毒后选用30号1~1.5寸华佗牌不锈钢毫针,将针斜45°进针,得气后,拇、食指持针不转,针不进不退,一左一右慢慢摆动针柄,如用手扶船舵或左或右以正航向一样,针感沿前臂传导,然后留针30分钟。每天治疗1次,5次为1个疗程,休息2天后再进行第2个疗程,共治疗2个疗程,随访1个月观察疗效。对照组取穴:阿是穴、曲池、手三里。方法:常规消毒后选用30号1~1.5寸华佗牌不锈钢毫针,进针到常规深度,得气后主穴接上G6805电针仪,使用连续波,刺激强度以病人能承受为度,通电时间为30分钟。每天治疗1次,5次为1个疗程,休息2天后再进行第2个疗程,共治疗2个疗程,随访1个月观察疗效。结果:治疗组58例中1个疗程治愈18例,2个疗程治愈9例,治愈率为100%;对照组33例中1个疗程治愈10例,2个疗程治愈19例,好转3例,无效1例,治愈率为87.9%。两组治愈率比较,差异显著($P<0.05$),说明治疗组疗效明显优于对照组(李子勇,2006)。

6.巅顶痛

王泽涛运用青龙摆尾手法治疗巅顶痛110例。取穴:主穴为太冲(双侧),辅穴为百会、四神聪。操作:患者取仰卧位,常规皮肤消毒所选穴位,选用已消毒的28号、长1.5寸毫针刺太冲穴,将针斜向浅刺,或先深后浅,针尖朝向病所,得气后,拇、食指持针不转,针不进也不退,一左一右慢慢摆动针柄,如用手扶船舵或左或右以正航向一样,以推动经气向远端传导。若针感过膝关节而往上走动,甚至出现气至病所,即可留针30分钟,每隔10分钟行针1次,每次行针手法操作都要体现出青龙摆尾。针百会、四神聪穴,需选用28号1寸已消毒毫针,平刺0.5～0.8寸,行泻法,留针30分钟,每隔10分钟行针1次。每天针刺1次,10次为1个疗程,疗程间休息3～5天,再行第2疗程。本组110例经2个疗程的治疗,全部有效,其中痊愈98例,占89.1%;显效8例,占7.3%;好转4例,占3.6%;总有效率达100%。在痊愈的98例中,1个疗程治愈73例,占74.5%;2个疗程治愈25例,占25.5%(王泽涛,1998)。

7.古今医家青龙摆尾针法技术对比分析

青龙摆尾法,又称苍龙摆尾法。首载明代徐凤《针灸大全·金针赋》,列为"飞经走气四法"中的第一法。"若关节阻塞、气不过者,以龙、虎、龟、凤通经接气大段之法,驱而运之","若夫通关过节催运气,以飞经走气"。古今医家在继承徐凤针法的基础上,结合自己的临床实践,对青龙摆尾技术加以创新。现将古今各家特点阐述、分析如下。

(1)古代医家青龙摆尾技术

①徐凤青龙摆尾技术

《金针赋》曰:"青龙摆尾,如扶船舵,不进不退,一左一右,慢慢拨动。"将针直刺入穴位的应刺深度中,即针感组织层,天、地、人中一部,操作时像掌舵一样,既不进也不退,既不提也不插,而是一左一右慢慢地摆动。

②汪机青龙摆尾技术

《针灸问对》曰:"行针之时,提针至天部,持针摇而按之,如推船舵之缓,每穴左右各摇五息,如龙摆尾之状。兼用按者,按则行卫也。"将针直刺入地部(深部),提针到天部(浅部),再进行掌舵方式操作,边摇边按。向右摇摆,接着下按,提退到原位,向左摇摆,接着下按,提退到原位,为一周期,反复行针五息(约17秒钟)。该法形似青龙摆动长尾一样,同时兼用按法,目的在于使卫气下行而施补。

③李梴青龙摆尾技术

《医学入门》曰:"以两指扳倒针头,朝病所如扶船舵,持之不转,一左一右,慢慢拨动九数,甚三九二十七数,其气过经交流。"将针刺入天部,以持针两指将针柄扳倒,使针尖朝向疾病所在位置,不转动针体而一左一右缓慢拨动针柄,拨动的次数少则9次,多者为三九二十七次,使经气加快循行速度。

④杨继洲苍龙摆尾技术

《针灸大成》曰:"苍龙摆尾手法,补。苍龙摆尾行关节,回拨将针慢慢扶,一似江中船上舵,周身遍体气流普。或用补法就得气,则纯补;补法而未得气,则用泻,此亦人之活变也。凡欲下针之时，飞气至关节去处，便使回拨者，将针慢慢扶之，如船之舵，左右随其气而拨之，其气自然交感，左右慢慢拨动，周身遍体，夺流不失其所矣。苍龙摆尾气交流，气血夺来遍体周，任君体有千般症，一插须臾疾病休。"将针直刺入深部得气，再提针到天部，通过手法操作，把针尖向关节方向下按，如扶船舵之势，慢扶针，左右随气拨动，则经气朝向关节去处（飞气至关节去处）。再通过手指操作，将针尖刺向逆关节方向，仍施上法如扶船舵之势，慢扶针，左右随气拨动。即"便使回拨"。反复操作，则周身遍体夺流，经气通畅。此为补法。如补法未能通过关节则用泻法。祛邪后真气乃至。

（2）现代医家青龙摆尾技术

①郑魁山青龙摆尾手法

进针候到感应后，令患者自然鼻吸口呼，随其呼吸医生扶针柄，向左右或前后（在45°以内）似钟摆式地连续缓慢拨动，往返拨针如"江中船上舵"，使感觉放散。手法用毕缓慢将针拨出，急扪闭针穴。此法在操作时不利用呼吸也可。

②陆瘦燕青龙摆尾手法

以针向行气法为主，结合辅助手法中"摇以行气"的方法与九六补法组合而成。操作时，进针得气后，不进不退，扳倒针身，以针头朝向病所，持之不转，一左一右，慢慢拨运，如扶船舵之状。摇摆九数，或三九二十七数。在应用本法时，若进针后迅即得气，则可纯用补法，如下针后感觉沉紧涩滞，此邪气大盛，必须先用泻法，去其邪实，然后真气才能随至。由于本法的结构以行气法为主，所以古代称行气属补。

③陆寿康青龙摆尾手法

进针得气后，提针至穴位浅层（天部），按倒针身，以针尖指向病所，持住针柄不进不退，向左右（45°以内）慢慢摆动。往返摆针如扶船舵之状。摇摆九阳之数，使针刺感应逐渐扩散。手法用毕后，缓缓将针拨出，急闭针孔。

④管遵惠青龙摆尾手法

进针得气以后，提针至穴位浅层（天部），斜扳针身，使针尖指向病所，持住针柄不进不退，向左右（45°以内）或前后慢慢摆动，往返拨针如扶船舵之状。摇摆9次，甚则27次之数，使针刺感应逐渐扩散。手法结束后，缓缓将针拨出，急闭针孔。

⑤杨兆民青龙摆尾手法

将针斜向浅刺，或先深后浅，针尖刺向病所，得气后，再将针柄缓慢摆动，好像手扶船舵或左或右以正航向一样，以推动经气向远端传导。

⑥李家康青龙摆尾手法

调整患者呼吸，用爪切式进针。随咳下针，当进针达到一定深度，病人有酸胀麻感时，再提针到皮下，按倒针身，角度为30°～50°，针尖指出病所，手执针柄，不进不退，向前后左右慢慢拨动针柄。分层进针：进针时按天三(浅)、人九(中)、地六(深)，退针时按地九、人三、天六行针。每层行针3遍，共54次。患者配合鼻吸口呼。呼气时进针，得气后在吸气时将针柄左右上下拨动，如船之舵，左右而拨之，此为补法；若口吸鼻呼，在吸气时进针，得气后在呼气时将针柄左右拨动，此为泻法。拨动针柄时，应随病人呼吸捻转拨动。注意事项：①向左拨动针柄时，捻转轻轻向左，并按下针柄。向右拨动针柄时，捻转应向右，捻转拨动时不宜提插，进针退针时，轻轻徐缓进退，不宜过快、过猛。②行针时医患注意合作，双方精神要集中，呼吸要均匀。

(3)讨论与体会

青龙摆尾技术最早由徐凤提出，为"飞经走气四法"第一法，强调针刺得气后，如扶船舵，不进不退，一左一右，慢慢拨动，具有通经接气的作用。徐凤对青龙摆尾针法做了详细描述，明确了青龙摆尾的特点："如扶船舵，一左一右，慢慢拨动"。汪机、李梴、杨继洲在继承徐凤青龙摆尾技术特点的基础上，又提出了各自的见解。汪机的青龙摆尾针法强调"行卫"。因卫气表浅，故"行针之时，提针至天部"，又因"营行脉中，卫行脉外，营周不休，五十而复大会，阴阳相贯，如环无端"，故"持针摇而按之"，在摇的基础上结合按，使卫气下行推助营气而施补。提出"每穴左右各摇五息"，对行针时间进行描述。李梴提出青龙摆尾针法不应局限于通关过节，应向患病部位行针。故"以两指扳倒针头，朝病所如扶船舵"。配合九六补泻手法中的补法，"慢慢拨动九数，甚三九二十七数"，使经气加快循行速度。杨继洲将该针法称之为苍龙摆尾，在继承徐凤针法的基础上，进行了创新，强调"或用补法就得气，则纯补；补法而未得气，则用泻，此亦人之活变也"。即寓补于泻，能直接通关过节接气的单纯用补法，不能直接通关接气的则逆向关节行泻法，疏导经气以散结，然后再向关节行补法，反复操作直至通经接气。

现代医家对青龙摆尾技术认识，大都遵循古代各家观点。杨兆民基本继承了徐凤的针法技术，但把"如扶船舵，一左一右，慢慢拨动"理解为好像手扶船舵或左或右以正航向一样，没有突出摇橹拨动经气前行通关过节的作用。陆寿康、管遵惠则继承了李梴的青龙摆尾技术，结合了开阖补泻手法。陆瘦燕融会了李梴、杨继洲两家的针法技术。郑魁山则在徐凤针法的基础上融合呼吸和开阖补泻。李家康青龙摆尾针法融合了呼吸补泻，九六补泻，分天、地、人三部行针。

综上所述，后世医家是在继承徐凤青龙摆尾针法技术的基础上，对行针的深度、方向、补泻手法等方面做了更细致的探讨与创新。所以，徐凤的青龙摆尾针法才是最基本的操作方法。而青龙摆尾针法的三要素为："如扶船舵，一左一右，慢慢拨动"。有如水中行舟的摇橹，在一摇一摆的过程中，推舟前进，以达到催发经气的作用。因病邪阻滞经络有如关节所致的经气不通，所以在应用中除通关过节，催发经气外，还应具有通络散结的作用。行针之时针尖朝向病所,单纯用补法能通络接气的则纯用补法,不能通络的则疏导经气以散结,先朝向病所行青龙摆尾针法,再逆向关节行针,反复操作直至通络接气。在具体应用中可以配合呼吸补泻、九六补泻、开阖补泻等针法,以增强青龙摆尾针法通关催气的作用(刘磊 等,2007)。

(七)白虎摇头

1.腰椎间盘突出症

吴越运用白虎摇头手法治疗腰椎间盘突出症。取穴:根据CT片取与椎间盘突出部相对应的夹脊穴、肾俞、大肠俞、气海、秩边、环跳、委中、承山、阳陵泉。针刺与灸法:单侧型针刺取患侧上述穴位,灸取健则,同时进行;双侧型针刺取双侧上述穴位,先针刺,后施灸,每穴隔姜灸3～5壮。针刺方法:常规消毒后,取28号3寸毫针分别在上述穴位直刺进针,得气后,以左手押在针穴上方,右手持针柄,似摇"船中之橹"样,将针体向左右摇振,在向前摇着转针时,针成半圆形,由右下方摇着进至左上方,在向后摇着转针时,针成半方形,由左上方退至右下方,成"L"形。如此反复摇振,使针感下传。左右摇针的动作必须用力均匀自然,左右对称,幅度不可忽大忽小,速度不可忽快忽慢。每穴施术6～18次为宜,手法施毕即将针拔出,缓慢揉按针穴。每日针灸1次,1天为1个疗程。所有病例皆观察2个疗程,随访半年后总结疗效。治疗结果:本组31例,经2个疗程治疗,痊愈22例,好转8例,无效1例,总有效率96.78%(吴越,2001)。

2.梨状肌综合征

吴琦运用齐刺结合白虎摇头手法治疗梨状肌综合征161例。辨证取穴:血瘀型取环跳、秩边、承扶、阳陵泉、太冲;风寒湿型取环跳、秩边、风市、承山、丰隆、昆仑;湿热型取环跳、秩边、殷门、委中、丰隆、行间。针刺方法:首先令患者侧卧而患侧臀部朝上,下肢微屈。常规组按上述取穴后,施以捻转提插等常规补泻手法,得气后留针30分钟,每日1次。手法组除按上述取穴外,首先以3寸28号不锈钢毫针在环跳穴先刺1针,然后在环跳穴左右1寸各刺1针。此3针均施以白虎摇头手法。具体方法是:将针捻入,并用中指拨动针体使针左右摇动,再行上提,同时进行摇振,有如用手摇铃一般,待得气后,其他腧穴再按常规组方法予以针刺,留针30分钟,每日1次。两组均治疗12次为1个疗程,共观察3个疗程。治疗结果:手法组共80例患者,其中治愈61例(76.25%),好转13例(16.25%),未愈6例(7.5%),有效率92.5%;常规组共81例患者,其中治愈46例(56.79%),好转17例(20.99%),未愈18例(22.22%),有效率77.78%。经统计学处理,组间比较差异显著($P<0.01$)(吴琦,2002)。

3.古今医家白虎摇头针法探析

白虎摇头针法,首载于明代徐凤的《针灸大全·金针赋》,是"飞经走气"四法中的第二法。此后,汪机在其著作《针灸问对》中论述了两种白虎摇头针法。李梴在《医学入门》中结合自身的临床经验指出"龙为气,虎为血",认为青龙摆尾可行气,白虎摇头可行血,对此针法进行了进一步的阐发。杨继洲在其著作《针灸大成》中则称其为"赤凤摇头",并在操作方法中配合医生左侧押手,按在针穴的上方或下方,来控制经气流行方向,进一步指出"赤凤摇头手法,泻"。现代医家对白虎摇头针法的论述亦多。由于各医家的不同理解和在临床运用中的不同经验,形成了不同的白虎摇头法,现结合我们在学习和临床运用中的理解和体会,将各家的白虎摇头针法对比分析如下:

①徐凤白虎摇头手法

徐凤在其《金针赋》中记载:"白虎摇头,似手摇铃,退方进圆,兼之左右,摇而振之。"该法操作像手摇铃一样摇而振动。其操作过程为:从天部向深部进针,先行进圆,按圆柱形的边缘,向右逐步盘旋,呈螺纹线,盘旋而进入地部。退方,即在退针的时候,按长方体的边缘,向左逐步盘旋呈直线横行直退。先右盘进圆,而后左盘退方,再左盘进圆,接着右盘退方。反复操作,周而复始,达到左右方向、又摇又振的效果。

②汪机白虎摇头手法

汪机在《针灸问对》中载录了两种白虎摇头针法:"行针之时,开其上气,闭其下气,气必上行;开其下气,闭其上气,气必下行。如刺手足,欲使气上行,以指下抑之;欲使气下行,以指上抑之。手针头按住少时,其气自然行也。进则左转,退则右转,然后摇动是也……行针之时,插行地部,持针提而动之,如摇铃之状,每穴每施五息。退方进圆,非出入也,即大指进前往后,左右略转,提针而动之,似虎摇头之状。兼行提者,提则行荣也。"

汪机第一种白虎摇头手法分为浅、中、深三层行针,左转针体进针插针,直至地部,欲使经气上行则用左手指按闭气行下方,使上气开启,经气上行,使下气闭和,防止经气下行。退针时右转,反复施针,然后左右摇动针体。可多次施术。

汪机第二种白虎摇头手法分为浅、中、深三层行针,进针后直插入地部,在地部提动,针尖在地部同一水平面按正方形移动,提动时以小幅度提插并左右略微捻转针体,即退方。而后针尖仍在地部同一水平面按圆形移动,同时插动针尖,仍以小幅度提插并左右略微捻转针体,即进圆。反复施术,每穴的操作时间是五息(约17秒钟)。

③李梴白虎摇头针法

李梴在《医学入门》中做如下描述:"以两指扶起针尾,以肉内针头轻转,如下水船中之橹,振摇六数,或三六一十八数。如欲气先行,按之在后;欲气后行,按之在前。"该法的操作为:按天、人、地三层行针,先轻捻转针体进入人部得气。仍在人部行针,在轻捻转中先右后左摇动针体,像下水行船摇橹一样,振摆针体六数或三六十八数,六六三十六数。如欲控制针感,使针感前行,用左手指按压针后,反之,如欲使针感后行,则用左手指按压针前。

④杨继洲赤凤摇头手法

杨继洲在其《针灸大成》中对赤凤摇头手法做了论述:"赤凤摇头手法泻。凡下针得气,如要使之上,须关其下,要下须关其上。连连进针,从辰至,退针,从至午拨左而左点,拨右而右点,其实只在左右动,似手摇铃,退方进圆,兼之左右摇而振之。"该法的操作是:进针后须得气,并控制针感的方向。若使针感上行,应用左手指按压关闭下方。反之,使针感下行,则用左手指按压关闭上方。将针柄向右拨,则针尖向左下方,此方向为辰位。再将针柄拨向左方则针尖向正下方,此方向为椹位,这种拨针为进,即从辰至椹。之后将针柄拨向左方则针尖向右下方,此方向为午位,这种拨针为退,即从椹至午。反之,针尖从午经到椹辰为从午至椹,从椹至辰,从午到椹为进,从椹到辰为退。之后再行退方进圆的手法(如徐凤白虎摇头法的退方进圆)为行针的一个周期。这种方法,主要是针尖的左右摆动,如同手摇铃响,如船中橹的摇动,如赤凤左右摇头。因该法是泻法,因此选择实热证治疗方为正确。

从以上可以看出,徐凤所论的白虎摇头法形似手摇铃,重点在于"退方进圆"和"摇振"。退针时在长方体的边缘逐层提退,左或右盘退,针体既摇又振。进针时在圆柱体的边缘左或右盘进,针体既摇又振。汪机白虎摇头法第一法进针时将针直插穴内,得气后以押手配合控制针感走向,即闭气下行,重点在分层进退中配合捻转,进则左转,退则右转,最后摇动针体。汪机第二种白虎摇头法进针时轻捻转至地部,行针时插针,针尖运动形成圆形轨迹,配合轻轻捻针,重插轻提。提针时针尖运动形成方形轨迹,配合轻轻捻针,重提轻插反复操作,每穴施术五息(约17秒钟)。李梴白虎摇头法在轻捻针得气后,在人部操作,捻转针体并左右摇动,每穴共行针6～18次。杨继洲赤凤摇头法在进针得气后,以左手押手控制针感传导方向。之后在进退针尖的过程中按从辰到午,又从午到辰左右而摇,再行退方进圆之术。退方,要掌握退针时针尖在长方体形状下逐步把针提退。进圆,使进针时针尖呈螺旋形,绕圆柱体逐步将针下插。在退方进圆过程中,体现针的摇动、振动。

综上所述,徐凤、汪机(第二法)和杨继洲在论述中均提到其退方进圆的操作过程和摇动针体似摇铃的特点。但汪机在其第一种白虎摇头法的论述中未提及退方进圆之说,强调操作"进则左转,退则右转,然后摇动是也"。同时论述中也无"方"、"圆"之说,其操作重点在于其"摇橹"之法(岳公雷 等,2007)。

（八）苍龟探穴

1.偏头痛

郭泽新等运用苍龟探穴刺率谷治疗偏头痛60例。治疗方法:针刺组采用苍龟探穴手法针刺双侧率谷穴,以2寸28号毫针向耳根方向平刺率谷穴,得气后继续推进针身1.2寸,待产生明显酸胀感后再将针由深出浅,再向同侧太阳穴方向平刺约1.5寸,再获取强针感。留针20分钟,留针期间行针2次,每次由浅入深过程中应体现苍龟探穴针法特点,如龟入土,一深再深,一探再探,以产生足够量的针感。出针时摇大针孔,不闭其孔。隔日针刺1次,10次(20天)为1个疗程。药物组:每晚睡前口服西比灵5毫克,连续服用20天为1个疗程。头痛发作时加服强痛定60毫克。若初诊头痛发作者,令其当时口服强痛定60毫克。结果两组远期疗效的总有效率和临床治愈率与一疗程后1个月的近期疗效相比有所降低,但是针刺组、药物组远期疗效的总有效率经检验,u值2.03>1.96,P<0.05,均有显著差异。提示,针刺组的远期疗效(1年)无论是总有效率还是临床治愈率,皆优于药物组(郭泽新,1995)。

邹建华运用苍龟探穴手法针刺率谷穴治疗偏头痛35例。治疗组取患侧率谷穴,以30号2寸毫针,沿头皮水平进针后朝丝竹空方向平刺1～1.5寸,得气后将针尖退到皮下,再将针朝角孙方向平刺1～1.5寸,得气后再将针退回至皮下,然后将针朝脑空方向平刺1～1.5寸,获取强针感后,留针30分钟,留针期间行针2次。每次针刺由浅入深过程中体现苍龟探穴针法:如龟入土,一深再深,一探再探,产生足够量的针感。如《金针赋》曰:"苍龟探穴,如入土之象,一退三进,钻剔四方。"出针时摇大针孔,不闭其孔。每天针刺1次,10次为1个疗程。共3个疗程。对照组口服尼莫地平片,40毫克/次,3次/天,共服用30天。结果观察1个月,治疗组总有效率为88.6%,对照组总有效率为45.7%,两组疗效比较有显著差异(P<0.01)。结论:苍龟探穴法针刺率谷穴治疗偏头痛疗效较好(邹建华,2005)。

王泽涛运用苍龟探穴手法治疗偏头痛120例。取患侧率谷穴,选用28号2寸毫针,穴位常规消毒后进针,进针后朝耳尖方向平刺1～1.5寸,得气后将针尖退到皮下,再将针朝丝竹空穴方向平刺1～1.5寸,得气后再将针退回至皮下,然后将针朝太阳穴方向平刺1～1.5寸,获取强针感后,留针30分钟,留针期间行针2次。每次针刺由浅入深过程中应体现苍龟探穴针法:如龟入土,一深再深,一探再探,以产生足够量的针感。出针时摇大针孔,不闭其孔。每天针刺1次,10次为1个疗程。疗程间休息3～5天,再行第2个疗程。结果:本组120例,其中治愈112例,占93.3%;显效5例,占4.2%;有效3例,占2.5%;无效0例。总有效率100%(王泽涛,1997)。

吕颖霞等运用苍龟探穴手法针刺天柱治疗颈源性头痛。治疗组取穴:患侧天柱穴。操作：患者取侧卧位，穴位处严格消毒后，选用40毫米毫针，依据患者胖瘦，先直刺13～25毫米，缓慢进针，行平补平泻手法，得气后较快退至皮下，再向同侧的风池、风府方向及下方的颈夹脊透刺13～20毫米，缓慢进针，行平补平泻手法，得气后退至皮下再向同侧枕骨粗隆方向透刺13～25毫米。行上述手法，要求有酸麻胀感或向头部放电感，留针30分钟，并加TDP照射，在此期间行针1次。每天1次，6天为1个疗程，休息1天继续第2个疗程。对照组取穴：患侧风池、天柱、率谷、头维、相应颈夹脊、后溪、阿是穴。操作：患者取侧卧位，穴位严格消毒后，选用40毫米毫针，按常规针刺法行平补平泻法，留针30分钟，并加TDP照射，在此期间行针1次。每天1次，6天为1个疗程，休息1天继续第2个疗程。结果：两组患者愈显率分别经统计学处理，$\chi^2=4.6067$，$P=0.0318$；第2次$\chi^2=4.6809$，$P=0.0305$；第3次$\chi^2=4.3571$，$P=0.037$。3次两组的愈显率差异均有显著差异，说明苍龟探穴组较常规针刺组起效快，镇痛效果好（吕颖霞 等，2006）。

2.梨状肌综合征

宾欣荣运用苍龟探穴手法和弹拨推拿法治疗梨状肌综合征。苍龟探穴手法：取环跳、梨状肌体表投影处的阿是穴（髂后上棘与坐骨结节连线的中1/3处周围）、秩边、殷门、阳陵泉等穴。在以上5个穴位行苍龟探穴法，即直刺进行针刺得气后，自穴位地部一次退至穴位天部，然后更换针尖方向，向上下左右四方透刺。每一方透刺都必须由浅入深，按天、人、地三部徐徐进入，待插入地部后，一次退至天部。手法操作完毕后，留针30分钟，其余穴位选穴与针刺采用常规针刺法，方法如对照组。弹拨推拿手法：起针后病人休息5分钟，令病人侧卧位，健侧在下，患侧在上，患肢屈髋屈膝，术者最好立于患者后侧，术者以双手拇指重叠，触摸梨状肌，在梨状肌条索状结节处反复弹拨10～20次，拨动方法与梨状肌肌纤维方向垂直，轻重以病人能忍受为度。每日1次，10次为1个疗程。对照组治疗：对症取穴、近部取穴、循经辨证取穴，以足三阳经经穴为主，选取肾俞、命门、秩边、环跳、承扶、殷门、阳陵泉、阴市、悬钟、承山、三阴交、昆仑等，每次选6～8穴。毫针直针选定的穴位，用提插捻转手法，使患者局部有酸胀麻的气感。留针30分钟，中间行针2～3次，每日1次，10次为1个疗程。结果：治疗组39例中痊愈15例，显效16例，有效7例，无效1例，总有效率为97.4%；对照组39例中痊愈8例，显效14例，有效8例，无效9例，总有效率为76.9%。治疗组疗效明显优于对照组，差异显著，$P<0.05$，说明苍龟探穴法和弹拨推拿手法组优于常规针刺组（宾欣荣，2006）。

陈红路等运用苍龟探穴手法为主治疗梨状肌综合征55例。取穴：环跳、环中、秩边、殷门、阳陵泉。操作方法：上组穴位行苍龟探穴手法，即直刺进针得气后，自穴位地部一次退至穴位天部，然后更换针尖方向，上下左右四方透刺。每一方透刺都必须由浅入深，按天、人、地三部徐徐进入，待插入地部后，一次退至天部。手法操作完毕后，留针30

分钟。分型治疗:风寒湿痹型配合温针灸,即在运针完后,于针柄处插上长约2厘米的艾炷,点火燃尽后出针。每日1次,10次为1个疗程。气滞血瘀型配合叩刺拔罐,即苍龟探穴法运针后,留针30分钟出针,随后用梅花针叩击穴位,然后用火罐拔出少许血水。每日1次,10次为1个疗程。1个疗程后做疗效统计。结果:本组55例中治愈32例,占58.2%;好转21例,占38.2%;有效2例,占3.6%。总有效率为96.4%(陈红路 等,2002)。

刘娜等运用苍龟探穴手法为主治疗梨状肌综合征。治疗组选穴:阿是穴、阳陵泉。操作方法:患者取侧卧屈髋屈膝位,患肢在上,取0.40毫米×75毫米毫针一根,选好阿是穴(梨状肌体表投影处),严格无菌操作。术者右手持针快速垂直刺入穴位皮内,慢慢捻入,边进针边小幅度快速捻针,刺入深度2.5～2.8寸,直达梨状肌病变处,施平补平泻手法2～3分钟,使患者局部产生强烈的酸麻胀感并向下肢放射,然后将针慢慢退至浅层,调整针尖方向,向穴位下方分天、地、人三层透刺。注意进针速度要慢,边进针边捻转,逐渐加深,使针下产生酸麻胀感,然后慢慢退针至浅层,依照上法,调整针尖方向,向下、左、右三方依次透刺,最后将针退至浅层,再次垂直缓慢刺入穴内至人部,施平补平泻手法2～3分钟。阳陵泉用0.40毫米×75毫米毫针直刺,施平补平泻手法,令酸麻胀痛针感向小腿方向放射。留针30分钟,每隔10分钟行针1次,每日1次,10次为1个疗程,间隔7天,再行第2个疗程。共治疗4个疗程。针刺组取穴秩边、阿是穴(梨状肌体表投影处)、阳陵泉、委中、殷门。患者取俯卧位,常规皮肤消毒后,选用0.40毫米×(40～75)毫米毫针针刺。秩边、阿是穴、阳陵泉、殷门穴刺入2.5～3寸,委中刺入0.5寸,施提插捻转泻法,使产生酸麻胀针感并向下肢放射。留针30分钟,每隔10分钟行针1次,10次为1个疗程,间隔7天,再行第2个疗程。共治疗4个疗程。局封组患者阿是穴(梨状肌体表投影处)常规消毒后,取10毫升注射器,选用7号3寸长针头,吸取曲安缩松注射液40毫克、2%利多卡因注射液5毫升、维生素B_{12}注射液0.5毫克、维生素B_1注射液100毫克,混合后注射,间隔7天注射1次,2次为1个疗程,共4个疗程。结果:三组治疗后症状均有改善,治疗组总有效率为100.0%,针刺组总有效率为76.7%,局封组总有效率为83.3%。三组之间比较差异有统计学意义($P<0.01$,$P<0.05$)。结论:运用苍龟探穴手法治疗梨状肌综合征的疗效优于普通针刺法及局部封闭法(刘娜 等,2007)。

3.坐骨神经痛

陈美仁等运用苍龟探穴手法加火罐治疗坐骨神经痛。患者165例按简单随机法分为两组,即苍龟探穴组82例、常规电针组83例。苍龟探穴组:取肾俞、大肠俞、腰阳关、环跳、昆仑、阿是穴,选用50～75毫米长的毫针,得气后退至皮下,分别向前后左右多向斜刺,渐渐加深,不留针。常规电针组取穴同苍龟探穴组,但不进行苍龟探穴手法操作,直接调针至得气接G6805Ⅱ型电针机,选连续波,频率1.5～3.0 Hz,以患者能耐受为度,持续电针30分钟。两组均隔天进行针刺1次，10次为1个疗程。以疼痛分级指数进行量化计分，结合临床症状、体征，在1个疗程结束后进行疗效观察。结果：苍龟探穴组、常规电针组各有2、3例患者脱落，最终苍龟探穴组80例，常规电针组80例，进入结果分析。①治疗后苍龟探穴针法组痊愈显效率为88.75%，常规电针组痊愈显效率为57.5%，差异有显著性意义（$\chi^2=6.10$，$P=0.01$）。②疗程结束后苍龟探穴组疼痛分级指数评分优于常规电针组（$P=0.00$）。结果提示，苍龟探穴针法治疗坐骨神经痛优于常规电针法，治疗效果较为满意（陈美仁 等，2007）。

4.股外侧皮神经炎

张福会等运用苍龟探穴手法加火罐治疗股外侧皮神经炎60例。主穴：风市（病侧），配穴：丘墟、血海。操作方法：在风市穴用4寸长针采用苍龟探穴法，沿皮下多向刺，然后卧针循足少阳经向下沿皮下刺。留针40分钟。配穴用平补平泻法。起针后在风市穴拔火罐，留罐10分钟。每日1次。治疗结果：本组60例治愈30例，显效25例，有效2例，无效3例，总有效率为96%（张福会 等，1995）。

5.第三腰椎横突综合征

王进等运用苍龟探穴手法配合推拿治疗第三腰椎横突综合征64例。针刺方法：主穴取阿是穴，即患侧第三腰椎横突尖部压痛点；配穴取患侧肾俞、委中。阿是穴处针尖直达横突尖部，行苍龟探穴手法，即以两指扳倒针头，行三进一退针法，向上行针1次，向下行针1次，向左行针1次，向右行针1次，先上后下，先左后右。其他诸穴均施以捻转补泻中先泻后补之法，即开始以拇指向后食中指向前捻针，自觉针下松动滑利后，再行补法，即拇指向前食中指向后捻针为主。得气后留针，留针期间在阿是穴及肾俞针上接电针G6805治疗仪，采用连续波，电流调至患者能耐受为度。电针使用15分钟，留针0.5小时起针。配合推拿疗法以拿、扳、揉法为主。治疗时先行针刺再推拿，每日1次，5次为1个疗程，疗程间休息1日。治疗2个疗程统计疗效。结果：本组64例中，痊愈49例，占76.7%；有效15例，占23.3%；无效0例（王进 等，1997）。

胡凤军等运用苍龟探穴手法治疗第三腰椎横突综合征50例。治疗组采用苍龟探穴手法治疗。患者取俯卧位，充分暴露患处，医者用拇指在患者腰部仔细寻找疼痛明显的疼痛点，直刺进针至病所，得气后自穴位地部一次退至穴位天部，然后调整针尖方向，上下左右四方透刺。每一方透刺都必须由浅入深，按天、人、地三部徐徐进入，待插入地部后，一次退至天部。手法操作完毕后，留针30分钟。隔日1次，5次为1个疗程。对照组采用传统针刺法治疗。取穴：气海、肾俞、大肠俞。针刺得气后，行提插捻转、平补平泻手法，然后接G6805电针仪，选用连续波，频率20 Hz，留针30分钟，每天1次，10次1个疗程。结果：治疗组50例中治愈38例，显效8例，有效2例，无效2例，总有效率为96%；

对照组50例中治愈25例,显效9例,有效10例,无效6例,总有效率为86%(胡凤军 等,2011)。

6.急性腰扭伤

赵国文运用苍龟探穴手法加拔罐治疗急性腰扭伤。取穴:腰局部阿是穴,外关、太溪(均取患侧)。实验组与对照组取穴相同,区别是实验组在局部阿是穴施以苍龟探穴针法,而对照组用平补平泻手法。操作方法:首先令患者俯卧于床,而医者站其一侧,检查腰部寻找最敏感的压痛点,施常规消毒,直刺进针,待得气后提针于浅层,然后向上斜刺三进宜慢而重,找好针感后一退于皮下宜快而轻,然后依先上后下、先左后右顺序针刺,反复针6~9次,依患者体质及忍受程度而定,出针后在原穴上拔火罐10分钟。外关:常规消毒后,进针直刺待得气后,施以提插补泻之泻法,轻插重提,后留针15分钟。太溪:常规消毒后,进行直刺待得气后,施以提插疾徐之补法,重插轻提,慢进疾出,后留针15分钟。结果:实验组130例,治愈112例,占86.15%;对照组30例,治愈19例,占63.33%。经统计学处理,两组疗效有显著性差异($P<0.01$)。实验组优于对照组(赵国文,1994)。

7.肩周炎

高宏伟等运用苍龟探穴手法为主治疗肩周炎。苍龟探穴手法配合温针灸治疗组(复合组)取穴:肩前、肩髃、天宗及肩背部阿是穴,曲池、外关、合谷。均取患侧穴位。操作:病人侧卧位,患肩在上,或背靠座位。皮肤常规消毒后,选用30号1.5寸不锈钢毫针,肩前、肩髃、天宗及肩背部阿是穴行苍龟探穴法,即直刺进针得气后,自穴位地部一次退至穴位天部,然后更换针尖方向,上下左右四方透刺。每一方透刺都必须由浅入深,按天、人、地三部徐徐进入,待插入地部后,一次退至天部。手法操作完毕后,留针30分钟。运针完毕后,于针柄处插上长约2厘米的艾炷,点火燃尽后出针。对照组穴位同复合组,行常规针刺治疗,得气后留针30分钟,期间每隔5分钟行针1次。两组均每日治疗1次,10次为1个疗程,同时采取必要的肩关节功能锻炼,让病人长期坚持做上、下、前、后、左、右的病侧摆动,并随着疼痛减轻,逐渐加大活动幅度。治疗结果:观察期内复合组痊愈41例,好转19例,无效3例,痊愈率65.08%,总有效率95%;对照组痊愈30例,好转25例,无效11例,痊愈率45.5%,总有效率83%。复合组的痊愈率、总有效率均高于对照组,经统计学处理有显著差异($P<0.01$),说明复合组临床疗效优于对照组,苍龟探穴手法配合温针灸治疗肩周炎治愈率高,临床疗效显著(高宏伟 等,2009)。

宋爱群等运用苍龟探穴手法为主治疗肩周炎。治疗组(苍龟探穴组)取肩前、肩后、肩髃、阿是穴,遵循《金针赋》所述"苍龟探穴,如入土之象,一退三进,钻剔四方"。选用3寸毫针,穴位常规消毒后进针,得气后退至皮下,然后更换针法方向,分别向前后左右多向斜刺,渐渐加深,不留针。对照组(常规电针组)取穴同苍龟探穴组,但不进行苍龟探穴手法操作,而直接调针至得气后接 G6805 型电针仪,选连续波,频率 1.5～3 Hz,强度以患者能耐受为度。持续电针 30 分钟。两组患者均每天治疗 1 次,以 6 次为 1 个疗程,1 个疗程结束后休息 3 天,接着进行第 2 个疗程。治疗期间两组均指导患者进行肩关节功能锻炼,2 个疗程结束后即进行疗效评价。结果:治疗组 45 例中痊愈 25 例,显效 7 例,好转 11 例,无效 2 例,总有效率为 95.6%;对照组 45 例中痊愈 16 例,显效 8 例,好转 17 例,无效 4 例,总有效率为 91.1%(宋爱群 等,2009)。

8.尿潴留

王占国运用苍龟探穴手法针刺治疗中风后尿潴留。治疗组取中极、三阴交(双侧)、阴陵泉(双侧)、血海(双侧)、照海、太冲等穴。体质虚弱者加气海、关元,尿残余量多者加指压曲骨。75%乙醇常规消毒后,采用 0.3 毫米×40 毫米 一次性毫针进行针刺,得气后退至皮下,然后更换针法方向,分别向前后左右多向斜刺,渐渐加深,如"龟入土探穴,四方钻剔",常规针刺各穴,提插捻转使其得气。血海用泻法,关元、气海用补法,留针 30 分钟。每天治疗 1 次,5 次为 1 个疗程。对照组取穴同治疗组。血海用泻法,关元、气海用补法,其余穴位行平补平泻法,留针 30 分钟。每天治疗 1 次,5 次为 1 个疗程。两组患者均在治疗 1 次和 1 个疗程后观察疗效。结果:治疗组在治疗 1 次和 1 个疗程后总有效率均优于对照组,两组比较差异均具有统计学意义($P<0.05$)。在治疗 1 次后,治疗组的起效时间比对照组短,两组比较差异具有统计学意义($P<0.05$)。结果提示苍龟探穴手法针刺治疗尿潴留疗效显著,且起效快(王占国,2010)。

9.网球肘

李增奎等运用苍龟探穴手法穴位注射治疗网球肘 100 例。用针管抽取强的松龙 1.5 毫升,2%奴夫卡因(皮试阴性)或 2%利多卡因 2 毫升,维生素 B_{12} 0.5 毫克。患者取坐位,曲肘平放,取穴肱骨外上髁内缘压痛点进针,得气后注入部分药物,然后应用苍龟探穴手法,分别刺至肱骨外上髁顶点、外缘、上缘、下缘;得气后注入药物,每周一次。经治疗 3 次,100 例患者全部治愈,有效率 100%(李增奎 等,1999)。

张爱冰运用苍龟探穴手法治疗网球肘 38 例。70 例按就诊顺序随机分为苍龟探穴组(治疗组)38 例、平补平泻组(对照组)32 例。取穴:主穴取患者肱骨外上髁周围压痛点,为阿是穴,取穴要准确,按压局部酸痛明显,可放射至前臂。配穴为患侧曲池穴、手三里穴。操作:患肢屈肘功能位,选用 28 号 2 寸毫针,穴位常规消毒后进针,得气后退至皮下,在分别向前后左右多向斜刺,待获得较强的针感后,留针 30 分钟,留针期间行针 2 次,10 次为 1 个疗程,疗程间休息 3 天,再行第 2 个疗程,2 个疗程评定疗效。结果:治疗组 38 例中治愈 25 例,有效 12 例,无效 1 例,总有效率为 97.37%;对照组 32 例中治愈 13

例,有效15例,无效4例,总有效率为87.5%(张爱冰,2003)。

10.腰椎源性便秘

方亮等运用苍龟探穴手法针刺承山穴治疗腰椎源性便秘1例。蔡某,女,72岁,于1999年10月6日入院。患者3天前因洗澡时不慎滑倒,即感腰部疼痛,经门诊摄片提示L1压缩性骨折而收治入院。患者卧床腰部酸痛难忍,翻身困难,少腹胀痛不适,呻吟不止。查体示:腰1、腰2椎体压痛,叩击痛明显,两侧腰肌紧张,左下腹可触及粪块。患者素有高血压病史,为通大便曾自用生大黄泡服,或外用开塞露等,但每次仅能排出少量粪便,效果不显。中医辨证属于气滞血瘀、阻滞经脉。即以针灸治疗,取仰卧位屈曲两腿,常规消毒后,用2寸毫针快速刺入承山穴,行苍龟探穴手法,得气后留针45分钟,在此期间运针3次,起针后约半小时始有便意,排出干粪数枚,至晚又排便1次,此后住院期间未再便秘(方亮 等,2000)。

11.中风

周长山等运用苍龟探穴手法针刺极泉改善中风上肢功能。取穴:观察组取患侧极泉、肩髃、曲池、合谷。对照组取肩髃、曲池、合谷。针刺方法:极泉穴按苍龟探穴手法施术,令针感达手指末端或上肢抽动1～3次,肩髃、曲池、合谷施以平补平泻法。每日1次,12次为1个疗程。结果:治疗前两组肩、指关节无显著性差异($P>0.05$);治疗后肩关节治疗组与对照组相比有非常显著差异($P<0.01$),治疗后指关节治疗组与对照组相比有显著性差异($P<0.05$)(周长山,1992)。

周长山等运用苍龟探穴手法针刺极泉穴改善脑卒中腕–手功能。治疗组主穴取极泉,配穴取肩髃、曲池、合谷,均取患侧。令患者仰卧,将患肢外展,腋窝充分暴露,医者立于患侧,取0.25毫米×40毫米不锈钢毫针,穴位常规消毒。将针刺入穴位后,先退至浅层,然后更换针尖方向,上下左右多向透刺,逐渐加深,如"龟入土探穴,四方钻剔"。要求针感传到手指末端,手腕及上肢抽动1～3次,针刺深度以不伤及腋动脉为原则,留针40分钟,出针后用消毒干棉球迅速按压针孔。肩髃、曲池、合谷施以平补平泻法。每日针刺1次。12天为1个疗程,疗程间休息2天,5个疗程后进行手–腕功能评定。对照组取穴肩髃、曲池、合谷,均取患侧。施以平补平泻法,每日针刺1次,12天为1个疗程,疗程间休息2天,5个疗程后进行手–腕功能评定。结果:两组治疗后,FMA评分经统计学处理,差异有统计学意义($P<0.05$),说明治疗组疗效优于对照组(周长山,2008)。

潭少牧等运用苍龟探穴手法针刺廉泉穴治疗中风失语96例。取穴:主穴廉泉,配穴增音(双)。针法:令患者仰卧敞开衣领,颈下放一矮枕头,使头略向后仰,将颈前部分暴露,找准廉泉穴进针。进针1寸,再退至皮下,依次斜向上下左右,分别按三进一退进行钻剔,最后留针呈直刺状态,再针刺增音穴(廉泉穴旁开0.5寸),留针20分钟,间歇行针,每日 1 次,出针后鼓励病人大声说话。96 例病人用本法治疗后,平均治疗 25 天。痊愈 38 例,占 39.6%;显效 46 例,占 47.9%;好转 7 例,占 7.3%;无效 5 例,占 5.2%。总有效率 94.8%(潭少牧 等,1993)。

焦玉祥等运用苍龟探穴手法治疗中风下肢功能障碍 61 例。主穴:环跳。配穴:足三里、阳陵泉。操作方法:常规消毒穴位后,用 28 号 3～7 寸(据体型而定)不锈钢毫针,将针刺入穴位后,先退至浅层,然后更换针刺方向,上下左右多方透刺,逐渐加深,如龟入土探穴,要求针感传至足部,以足三阳经循行路线表现出来,阴经得气出现者为佳,每天针刺 1 次,7 天为 1 个疗程,疗程间隔 2 天,最长不超过 6 个疗程。结果:本组 61 例中基本痊愈者 20 例,占 32.79%;显效 30 例,占 49.18%;进步 10 例,占 16.39%;无效 1 例,占 1.64%;总有效率为 98.36%(焦玉祥,1998)。

12.单纯性肥胖病

陈玉华运用苍龟探穴手法治疗单纯性肥胖病 54 例。局部选穴:①天枢(双侧)、中脘、减肥穴(双侧)。②上臂粗取臂臑、臑会。③小腿粗取委中、承山。④大腿粗取足阳明胃经排刺,或刺梁丘、阴市、伏兔。⑤胃部凸出取梁门。⑥下腹部凸出取关元、水道、中极、归来。第一组穴位必选,依据患者脂肪层的厚度选用相应长度的毫针,针刺得气后,在脂肪层面,采用苍龟探穴法,注意切勿到达肌肉层,操作的强度与频率以患者耐受为度,每 10 分钟操作 1 次,其余各组穴位按患者肥胖部位不同进行相应的选择,平补平泻法,间隙动留针 30 分钟。全身选穴:曲池、支沟、三阴交、阴陵泉、血海、丰隆、内庭。均用泻法,间隙动留针 30 分钟。针灸治疗每日 1 次,10 次为 1 个疗程。2 个疗程后判断疗效。结果显示,54 例患者中,痊愈 14 例,显效 30 例,有效 6 例,无效 4 例,总有效率为 92.6%。结果提示,苍龟探穴法治疗单纯性肥胖病具有较好的疗效(陈玉华,2009)。

王兵等运用苍龟探穴手法为主治疗单纯性肥胖 40 例。取穴:主穴为上脘、中脘、水分、阴交、中极、大横(双)、不容(双)、天枢(双)、外陵(双)、水道(双)。配穴:双侧章门、日月、三阴交。患者取仰卧位。先在主穴中选出 4 个穴位(以脐为中点,上下左右各象限均应有 1 个穴为佳),常规消毒后,使用华佗牌 30 号 1 寸不锈钢毫针先针刺脐上穴位。采用苍龟探穴手法进行针刺:先将针进至地部,复将针提至天部,以拇指、食指扳倒针身,依照先上后下、自左而右的次序斜刺进针,变换针尖方向。向每一方向针刺都必须由浅入深,分三部徐徐而进,待针刺得到新的感应时,则退至穴位浅层,然后改换方向,依上法再刺。手法完毕后,出针(不需留针)再行针刺下一穴位(按照脐左、右、下的顺序)。待 4 个主穴的苍龟探穴针刺法全部完毕后,再消毒其他穴位,用华佗牌 30 号 1.5 寸不锈钢毫针,按照常规进行针刺,手法刺激得气后反复轻插重提,大幅度高频率捻转,产生较强的针感后,将 G6805 型电针仪接于腹部脂肪较为肥厚穴位处的针柄上,采用连续波,强度以患者耐受为度。配穴采用华佗牌30号1寸不锈钢毫针,按照常规针刺,平补平泻法。留针30分钟。起针后,用4号火罐在腹部和大腿处拔罐,留罐期间,嘱患者自行摇晃腹部火罐罐底,带动肌肉运动,10分钟后起罐。取耳穴饥点、渴点、口、胃、脾、内分泌、神门、大肠、脑点,脱敏胶布剪成5毫米×5毫米,中间放王不留行籽,贴上述穴位。每次贴一侧,两耳交替贴压。嘱患者每日按压至少3次,每次均按至耳朵发热为止。每周治疗3次,10次为1个疗程。治疗1个疗程后,如果效果不佳,则继续治疗第2个疗程。结果:40例患者,经过1～2个疗程治疗后,显效28例,有效9例,无效3例,总有效率92.5%(王兵 等,2005)。

13.骶髂筋膜脂肪疝

刘来明运用苍龟探穴手法治疗骶髂脂肪病22例。取穴:局部阿是穴为主(腰部肿块,皮下硬结、硬块及压痛点),臀部及下肢疼痛加环跳、殷门、阳陵泉。操作方法:上述穴位行苍龟探穴手法,在直刺进针得气后,自穴位深层(地部)一次退至穴位浅层(天部),然后扳倒针身,依上下、左右的次序斜刺进针,变换针尖方向。向每一方向针刺都必须由浅入深,分三部徐徐而进,待针刺得到新的针感时,则一次退至穴位浅层,然后改换方向,依上法再进行针刺。手法操作完毕后,留针30分钟,然后用掌根按揉硬块数分钟,每日1次,10次为1个疗程。治疗后嘱患者不要做大幅度弯腰屈髋活动,尽量多休息。1个疗程后做疗效统计。结果:本组22例中治愈15例,占68.2%;好转7例,占31.8%;无效0例。有效率为100.0%(刘来明,2002)。

14.关节疼痛

邱有法运用苍龟探穴手法治疗关节疼痛100例。以关节疼痛局部取穴为主,辅以辨证取穴。其中,在阿是穴或关节局部主穴施以苍龟探穴手法,痹症之风寒湿痹加用灸法。每天治疗1次,10次为1个疗程,每次治疗根据病情选择不同的留针时间,最长留针时间为1小时,留针者每10分钟行针1次。苍龟探穴手法的具体针法是:将针刺入穴位得气后,先退至浅层,然后更换针尖方向,上下左右多向透刺,逐渐加深,如"龟入土探穴,四方钻剔"。治疗结果显示:在100例患者中,治愈92例,好转8例,平均治愈时间5.1天(邱有法,2006)。

15.急症

刘瑞华运用苍龟探穴手法治疗急症。操作:取穴后将针快速刺入皮肤,进入深层,再退至浅层,然后改变针刺方向,上下左右多向透刺,逐渐加深,如"龟入土探穴,钻剔四方"。待患者有较强针感,病情缓解后可留针15～20分钟。若症情反复,疗效不满意,可如法再针,最多不超过3次。取穴:苍龟探穴手法对穴位的刺激较强、较广,一般不取胸、背、腹、头面部穴位,而以肘膝以下的穴为主,以及个别特定穴。常用穴位的配伍为:晕厥者取合谷、曲池、涌泉、人中、内关；高热者取曲泽、委中、间使、曲池、合谷、外关；急腹痛者取足三里、下巨虚、阳陵泉、三阴交、阿是（下肢及华佗夹脊部压痛点）。每次针3～4个穴。本组晕厥6例，针后即刻苏醒5例，无效1例；高热（39℃以上）5例，针后1小时体温降至38℃以下者3例，无效2例；急腹痛8例，针后疼痛随即消失或明显缓解7例，无效1例（刘瑞华，2004）。

虞成英运用苍龟探穴手法治疗急症190例。取穴：苍龟探穴手法对穴位的刺激较广，一般不取胸、背、腹及头面部穴位，而以肘膝以下的穴为主，以及个别有关特定穴。晕厥：合谷、曲池、涌泉、人中、内关；高热：曲泽、委中、间使、曲池、合谷、外关；急腹痛：足三里、下巨虚、阳陵泉、三阴交、阿是（下肢及华佗夹脊部位压痛点）。每次针3～4个穴。操作：取穴，消毒后将针快速刺入皮肤，进至深层，再退至浅层，然后改变针尖方向，上下左右多向透刺，逐渐加深，如"龟入土探穴，钻剔四方"，待患者有较强感应，病情有所缓解后可留针15～20分钟，若症情有反复，疗效不满意，可再针，但最多不超过3次。结果：本组晕厥共68例，针后即刻苏醒58例，无效10例，高热（39℃以上）45例，针后1小时体温降至38℃以下者33例，无效12例。急腹痛77例，针后疼痛随即消失或明显缓解68例，无效9例（虞成英，1988）。

16.膝关节骨性关节炎

丛国红等运用苍龟探穴手法治疗膝关节骨性关节炎。观察组取阿是穴、内外膝眼。患者取坐位，患侧膝关节屈曲90°，在膝关节周围找压痛点或穴位。取28号3.0寸毫针，沿皮进针，将针刺入穴位得气后，先退至浅层，然后更换针尖方向，上下左右多向透刺，如"龟入土探穴，四方钻剔"，不留针。对照组取上穴，平补平泻，均要求病人有针感。每次针刺20分钟，每间隔5分钟施行针刺手法1次。两组均以10次为1个疗程，疗程结束后休息3～5天，治疗最多不超过3个疗程。治疗结果：观察组显效6例（20.0%），有效14例（46.7%），好转9例（30.0%），无效1例（3.3%）；对照组显效1例（3.3%），有效3例（10.0%），好转23例（76.7%），无效3例（10.0%）。通过临床观察：观察组总有效率为66.7%，对照组仅为13.3%，经统计学处理，$P<0.01$，差异具有显著性意义（丛国红 等，2007）。

17.痹症

戚艳等运用苍龟探穴手法治疗痹症。治疗组苍龟探穴手法治疗，每日1次。取穴：风痹取膈俞，痛痹取肾俞，着痹取阴陵泉。上肢取肩髃、曲池。腰背部取身柱、腰阳关。下肢取环跳、承扶、阳陵泉、犊鼻。操作：直刺进针得气后，自穴位深层（地部）一次退至浅层（天部），扳倒针身，依先上后下、自左而右的次序斜刺进针，变换针尖方向，每一方向都由浅入深，分三部徐徐而进，待针得到新的感应时则退至浅层，再改换方向"如龟入土,四周钻之"。对照组常规针刺法,每日1次,取穴与治疗组相同,手法用平补平泻法。两组均以10天为1个疗程,疗程之间休息3～5天。结果:治疗组50例中临床治愈15例,好转33例,未愈2例,总有效率为96%;对照组50例中临床治愈4例,好转20例,未愈6例,总有效率为80%(戚艳 等,2001)。

18.颈椎病

朱晓平等运用苍龟探穴手法治疗颈椎病。苍龟探穴治疗组:采用苍龟探穴手法。取穴:百劳(双侧)、肩井(双侧)、阿是穴。操作:选用1寸毫针,穴位常规消毒后进针,得气后退至皮下,然后更换针法方向,分别向前后左右多向斜刺,渐渐加深,如"龟入土探穴,四方钻剔",操作完毕后不留针。常规电针组:取穴同苍龟探穴组,但在每个穴位处不进行苍龟探穴手法操作,而直接调针至得气后接G6805II型电针仪,选连续波,频率1.5～3 Hz,强度以患者能耐受为度。持续电针30分钟。以上两组均隔天进行治疗,5次治疗为1个疗程。疗程结束后观察疗效。在疗程完成2周后进行远期疗效观察时,对两组痊愈率进行 χ^2 检验,显示两组痊愈率差异有统计学意义(χ^2 =4.25, P=0.03)(朱晓平等,2006)。

19.慢性萎缩性胃炎

何天有等运用苍龟探穴手法治疗慢性萎缩性胃炎63例。主穴:中脘、足三里、脾俞、胃俞。操作:嘱患者仰卧位,取直径0.30毫米、长25～50毫米毫针,局部常规消毒后,中脘行苍龟探穴法,先将针进至地部,得气后复将针提至天部,变换针尖方向,依先上后下、自左而右的顺序,向上刺向上脘、向下刺向下脘、向左右分别刺向梁门,每一个方向都分天、人、地三部边捻边进,逐渐深入,然后一次退至浅层,改换方向,依法再针。本针法如苍龟入土探穴,向四方反复钻剔透刺,使针感连续出现,时间延长。足三里、脾俞、胃俞针刺得气后行补法,背部穴位不留针,其余穴位留针30分钟。配穴:中虚气滞加气海,用补法,丰隆、梁丘用泻法;瘀血停滞加血海、膈俞,用泻法;肝胃不和加肝俞、太冲,用泻法;胃阴亏虚加三阴交、阴陵泉,用补法。每日1次,15分钟后行针1次,每次留针30分钟。每周治疗5次,4周为1个疗程。因本病治疗时间较长,症状减轻后下2个疗程改为隔日1次,每周3次,满3个疗程进行疗效统计。治疗期间,禁食辛辣刺激、生冷、油腻难消化之食物,停止使用其他药物和治疗方法。结果:本组63例中显效26例,好转30例,无效7例,总有效率为89.9%(何天有 等,2011)。

20.糖尿病胃轻瘫

曾红文等运用苍龟探穴手法治疗糖尿病胃轻瘫。基础治疗:两组患者均常规口服降糖药物治疗。格列吡嗪(美吡达)5毫克,每日3次;盐酸二甲双胍(美迪康)250毫克,每日2次。针刺组基础治疗配合苍龟探穴针法。取对穴:中脘、足三里、内关、三阴交。

方法:患者取仰卧位,穴位皮肤常规消毒。用直径为0.30毫米、长度为25～40毫米环球牌一次性针灸针,根据患者胖瘦不同,采用无痛快速进针法进针至适宜深度。在直刺进针得气后,自穴位深层(地部)一次退至浅层(天部),以拇指与食指扳倒针身,依先上后下、自左而右的次序以45°更换针尖方向斜刺进针,每一个方向都分三部徐徐进针,待有针感后,则一次退至浅层,后改换方向,依法再针。每日针刺1次,每次留针30分钟,2周为1个疗程。针刺期间,停服影响胃动力药物。西药组基础治疗同时,口服多潘立酮(吗丁啉)10毫克,每日3次,餐前30分钟口服,2周为1个疗程。两组均治疗2个疗程后观察疗效。结果:针刺组总有效率为93.3%,西药组总有效率为73.3%,经统计学处理,两组疗效差异有显著性意义($P<0.05$)。针刺组对上腹胀满、嗳气、恶心呕吐、上腹痛的改善较西药组明显。结果提示,苍龟探穴针刺组治疗糖尿病胃轻瘫的疗效明显优于西药对照组(曾红文 等,2008)。

21.癔症性失语

李秀梅等运用苍龟探穴手法治疗癔症性失语。主穴:廉泉穴,配穴:水沟、涌泉。失明或弱视配承泣、睛明、太阳;失听配听宫、翳风;肢体运动障碍配合谷、曲池、太冲、足三里;意识障碍配十宣、百会。操作:廉泉穴常规消毒后,先向舌根方向斜刺1～0.8寸,针尖直达舌根部,针感舌尖、舌根发麻,后将针退至皮下,向左30°刺入1～1.5寸,针退至皮下,再向右30°刺入1～1.5寸,再退至皮下,向前30°刺入1～2寸,再退至皮下,最后向下30°刺入0.5～0.8寸,退至皮下出针,按压针孔以防出血。在操作过程中,针退至皮下应鼓励病人发音,如询问"麻不麻?痛不痛?"病人回答"麻……痛……",配穴水沟向上斜刺0.3～0.5寸,施捻转泻法,以病人能耐受为度;涌泉进针1～1.5寸,施捻转泻法;其他配穴常规针刺手法。根据情况留针20～40分钟。上述方法每日1次,5次为1个疗程,治疗同时配合语言暗示。结果:本组32例患者在1个疗程内治愈26例,其中在第1次施行手法强刺激过程中出现突然发音哭闹,随即诸症渐消失者17例;在2个疗程内治愈4例;治愈后数天复发再用本法治愈者2例(李秀梅 等,2008)。

(九)赤凤迎源

1.肩关节周围炎

严文等运用赤凤迎源手法治疗肩关节周围炎。治疗组予以赤凤迎源手法治疗。取穴:患侧肩髃、肩贞、肩前、天宗,双侧阳陵泉、中平。针灸针:肩部穴位用苏州天协针灸器械有限公司出品的天协牌0.30毫米×50毫米毫针,其他穴位选取0.30毫米×40毫米毫针。具体操作:患者坐位,常规消毒后,取肩髃、肩贞、肩前向关节囊方向直刺大约1.2寸,后取天宗直刺0.5～1寸,远端穴位阳陵泉直刺1寸,中平直刺1寸。单手进针法进针,捻转提插得气后,在肩髃、肩贞、肩前分别行赤凤迎源法,每留针5分钟行赤凤迎源法

1次,共行针3次;天宗、阳陵泉及中平捻转得气后留针30分钟。每天1次,治疗6次为1个疗程,第1个疗程结束后间隔1天再进行第2个疗程,共2个疗程。赤凤迎源法:先直刺进针至腧穴深层,大约1.5寸处,边提插(幅度0.2~0.3寸,频率80~120次/分钟)边捻转(幅度180°~360°,频率80~120次/分钟);候针得气后退针至腧穴浅层,大约1寸处,再边提插边捻转,得气后把针插至腧穴中层,大约1.2寸处;然后边提插边捻转,得气后用右手拇、食两指成交互状,拇指头向前,食指头向后,将两指弯曲,由针根部用拇指肚及食指第一节桡侧由下而上沿针柄呈螺旋式搓摩,搓呈720°。对照组予以普通平补平泻法治疗。取穴及针灸针均同治疗组。患者坐位,常规消毒后,取肩髃、肩贞、肩前直刺大约1.2寸,单手进针法进针,捻转提插得气后,行平补平泻法,每留针5分钟行平补平泻法1次,共行针3次,其他穴位针刺方法同治疗组,捻转得气后留针30分钟。每天1次,治疗6次为1个疗程,第1个疗程结束后间隔1天再进行第2个疗程,共2个疗程。结果:治疗组35例中治愈5例,显效18例,有效7例,无效5例,总有效率为85.7%;对照组35例中治愈3例,显效8例,有效17例,无效7例,总有效率为80%。两组临床疗效比较,差异有显著性意义($P<0.05$)(严文 等,2012)。

2.术后肠功能恢复

林晓华等运用赤凤迎源手法促进术后肠功能恢复。治疗方法:治疗组在手术后24小时行针刺疗法,取双侧下三合穴(足三里、上巨虚、下巨虚)。患者仰卧位,双下肢伸直,穴位常规消毒后,选用已消毒的28号2寸毫针,采用指切进针法,先将毫针直刺入穴位深层(刺入1.5寸)得气后,再退针至穴位浅层(刺入0.5寸),候气摇针,待针下得气,再将针插入穴位中层(刺入1寸),然后提插捻转,边提插边捻转,结合一捻一放,两指展开,行飞法行气,如凤凰展翅状。正如《金针赋》曰:"赤凤迎源,展翅之仪,入针至地,提针至天,候针自摇,复进其元,上下左右,四周飞旋。"采用这种手法操作之后,可使针感扩散到足背部或过膝关节至大腿部,甚至到达腹部,这时可留针40分钟,在留针期间行针2次,每次行针都要体现赤凤迎源的针法。每天针刺1次,治疗第1次后就开始观察疗效,并做疗效统计。对照组采用术后自然恢复法。结果显示,治疗组肛门排气时间的正态分布明显,比对照组提前,经统计学检验,差异有显著性意义($P<0.05$)(林晓华 等,2002)。

王泽涛等运用赤凤迎源手法治疗术后腹胀100例。取双侧下三合穴(足三里、上巨虚、下巨虚)。患者仰卧位,双下肢伸直,穴位局部用75%的酒精棉球消毒后,选用已消毒的28号2寸毫针,采用指切进针法,先将毫针直刺入穴位深层(刺入1.5寸),得气后,再退针至穴位浅层(刺入0.5寸),候气摇针,待针下得气,再将针插入穴位中层(刺入1寸),然后提插捻转,边提插边捻转,结合一捻一放,两指展开,行飞法行气,如凤凰展翅状。采用这种手法操作之后,可使针感扩散到足背部或过膝关节至大腿部,甚至到达腹部,这时可留针40分钟,在留针期间行针2次,每次行针都要体现出赤凤迎源的针法。每天针刺1次。治疗结果显示,本组100例全部治愈(王泽涛 等,1999)。

3.急性踝关节扭伤

张延昭等运用赤凤迎源手法治疗急性踝关节扭伤。选取疼痛最为明显的阿是穴1~2个。操作:采用0.30毫米×25毫米毫针,以赤凤迎源手法,先进针至深(地)部,再提针至浅(天)部,得气后,再进针至中(人)部,随即大幅度(360°~720°)快速捻转(90~120次/分钟),一捻一放,强泻法,行针约1分钟,患者酸胀针感明显。留针20分钟,留针期间5分钟重复1次本手法,全程予以TDP照射。每日1次,3次为1个疗程,治疗1~2个疗程,随访3个月后统计疗效。结果:本组380例中治愈324例,显效53例,有效3例,总有效率为100%(张延昭 等,2011)。

4.落枕

曾奕运用赤凤迎源手法治疗落枕48例。选双侧悬钟穴,患者取仰卧位,局部穴位用75%酒精棉球常规消毒,选用30号40毫米毫针,用夹持进针法,将针刺入皮肤后行赤凤迎源手法。先进针刺入穴位深层,得气后,再上提至穴位浅层,候针自摇,再进针插入穴位中层,然后用拇、食指边提插边捻转。要求每捻1次,离针柄1次,结合一捻一放,两指展开,形如赤凤展翅飞旋之状,要求针感向上传导。每天针刺1次,留针30分钟,留针期间可用赤凤迎源法行针2次,以加强针感。结果:本组48例中,治愈43例,占89.58%;好转5例,占10.42%。总有效率100%。一般在用赤凤迎源法行针中,病人即感症状减轻。治疗次数最多3次,最少1次(曾奕,2002)。

(十)进火补

脾虚湿阻型单纯性肥胖

马松楠等运用进火补手法治疗脾虚湿阻型单纯性肥胖。治疗组采用赤凤迎源手法。选用华佗牌30号1.5寸不锈钢毫针。患者取仰卧位,采用赤凤迎源手法针刺中脘、阴交及双侧足三里、三阴交、带脉、滑肉门、天枢、外陵。针刺时右手持针速刺或捻转刺入穴位,由浅入深,慢提紧按,三退三进,在酸胀感觉基础上,令病人鼻中吸气、口中呼气3次,并用拇指向前小幅度捻转,患部出现热胀感觉,若无热感则依前法再做1~2次,多数患者能出现热胀感觉。若针刺过程中患者感觉迟钝,可用拇指向下弹刮针柄1分钟,以达取热目的。每日1次,每周7次,1周为1个疗程,共进行3个疗程。对照组采用传统针法。选用华佗牌30号1.5寸不锈钢毫针,患者仰卧位,直刺中脘、曲池、天枢、上巨虚、大横、丰隆、水分、三阴交,采用平补平泻法,得气后留针50分钟。每日1次,每周7次,1周为1个疗程,共进行3个疗程。结果:治疗组30例中显效22例,有效7例,无效1例,总有效率为96.67%；对照组30例中显效13例，有效13例，无效4例，总有效率为86.67%。经χ^2检验，进火补针法治疗组明显优于传统针法对照组（$P<0.05$），有显著性差异（马松楠，2012）。

二、传统针刺手法的实验研究

（一）温通针法

1.血管性痴呆

刘恩远等进行了温通针法对血管性痴呆大鼠影响的实验研究。将60只Wistar大鼠随机分为假手术组、模型对照组、捻转针法组、温通针法组、药物组，采用反复夹闭双侧颈总动脉再灌注造成血管性痴呆（VD）大鼠模型，并行相应处理。各组大鼠经过治疗，跳台实验结束后，断头处死，检测脑内Ca^{2+}含量及过氧化氢酶（CAT）的活力。结果显示，温通针法能较捻转针法使VD大鼠脑组织中Ca^{2+}含量显著降低，CAT活力增强。结果提示，温通针法能够提高大鼠学习记忆能力，改善自由基代谢，减轻神经细胞Ca^{2+}超载，为温通针法治疗血管性痴呆提供了理论依据（刘恩远 等，2006）。

刘恩远等又观察了温通针法对血管性痴呆大鼠TXB_2、6-keto-$PGF_{1\alpha}$影响的实验研究。将60只Wistar大鼠随机分为假手术组、模型对照组、捻转针法组、温通针法组、药物组，采用反复夹闭双侧颈总动脉再灌注造成血管性痴呆大鼠模型，并行相应处理。各组大鼠经过治疗，跳台实验结束后，利用放射免疫学方法检测大鼠血浆中血栓素B_2（TXB_2）及6-酮-前列腺素$F_{1\alpha}$（6-Keto-$PGF_{1\alpha}$）含量。结果显示，TXB_2、6-keto-$PGF_{1\alpha}$能使VD大鼠血浆中6-Keto-$PGF_{1\alpha}$含量显著升高，TXB_2含量显著下降。结果提示，温通针法通过调整VD大鼠血浆中TXB_2、6-Keto-$PGF_{1\alpha}$之间的平衡，增加VD大鼠脑血流量，改善脑功能。这可能是温通针法治疗VD取效的主要机制之一（刘恩远 等，2006）。

口锁堂等通过大鼠的实验研究，观察用温通针法针刺人中、百会、足三里穴对血管型脑痴呆大鼠ATP酶、乳酸（LD）、乳酸脱氢酶（LDH）活性的影响。结果显示，温通针法能提高脑痴呆症模型大鼠脑组织ATP酶、LDH酶的活性，降低LD的含量。结果提示，温通针法可以增强ATP酶、LDH酶的活性，减轻脑组织的酸中毒，从而起到保护脑细胞、防治脑痴呆的作用（口锁堂 等，2007）。

口锁堂等通过大鼠的实验研究，观察用温通针法针刺人中、百会、足三里等穴对血管型脑痴呆大鼠学习记忆行为、超氧化物歧化酶（SOD）活性、谷胱甘肽过氧化物酶（GSH-Px）活性、钙调神经磷酸酶（CaN）活性的影响。结果显示，温通针法能提高脑痴呆症模型大鼠脑组织CaN酶的活性，降低MDA、LD的含量，提高模型大鼠的学习记忆能力和改善其自发性活动。结果提示，温通针法可以提高VD大鼠的抗氧化能力，减少自由基代谢产物的储积,增加 CaN 的分泌,从而起到保护脑细胞、防治脑痴呆的作用(口锁堂等,2006)。

杨晓波等通过大鼠的实验研究,观察了温通针法对血管性痴呆(VD)模型大鼠脑组织内超氧化物歧化酶(SOD)、丙二醛(MDA)及乙酰胆碱酯酶(AChE)的影响。方法:将50只健康 Wistar 大鼠随机分为正常组、模型组、药物组、捻转针法组和温通针法组,采用反复夹闭双侧颈总动脉再灌注方法造成血管性痴呆大鼠模型。针刺选穴为大椎、百会、水沟,分别施以温通或捻转手法;药物使用尼莫地平,0.0108 克/千克灌胃给药。治疗均每天1次,连续15天。用比色法检测大鼠脑内 MDA 含量及 SOD、AChE 活性。结果显示,血管性痴呆模型组大鼠 SOD 活性较正常组显著降低($P<0.01$),AChE 活性、MDA 含量较正常组皆显著升高($P<0.01$);温通针法组、捻转针法组和药物组分别与模型组比较,均能明显升高 SOD 活性($P<0.01$),降低 AChE 活性、MDA 含量($P<0.05$);温通针法组与药物组相比,升高 SOD 和降低 AChE 活性无显著性差异($P>0.05$),降低 MDA 含量有显著差异($P<0.05$);且温通针法组升高 SOD 活性,降低 AChE 活性、MDA 含量的作用优于捻转针法组($P<0.05$)。结果提示,温通针法具有抗脂质过氧化损伤及改善脑内胆碱能系统的能力(杨晓波 等,2007)。

杨晓波等通过大鼠的实验研究,观察了温通针法对血管性痴呆大鼠脑组织病理形态及学习记忆功能的影响。方法:采用反复夹闭双侧颈总动脉再灌注造成血管性痴呆大鼠模型。将50只健康 Wistar 大鼠随机分为空白组、模型组、温通针法组、捻转针法组、药物组,每组10只。温通针法组和捻转针法组分别于大椎、百会、水沟穴施以温通针法和捻转针法,每穴操作60秒钟,每天1次,共15天。药物组给予尼莫地平悬浊液灌胃。各组大鼠经治疗、跳台实验结束后,断头处死,右侧脑组织切片,HE 染色,光镜下观察海马区脑组织细胞病理形态的改变。结果:①行为学测试,模型组跳台实验潜伏期延长,错误次数增多,学习和记忆成绩明显低于空白组($P<0.01$);温通针法组、捻转针法组和药物组潜伏期及错误次数明显少于模型组($P<0.01,0.05$);药物组和温通针法组之间的差异无显著性统计学意义($P>0.05$),温通针法组与捻转针法组比较有显著性统计学差异($P<0.01,0.05$)。②形态学结果:空白组可见海马 CA1 区神经元排列整齐、密集,形态正常,无变性,胶质细胞无增生;模型组可见海马 CA1 区神经元排列紊乱,出现核固缩,胶质细胞有增生,神经细胞数量减少;药物组海马 CA1 区有核固缩,但较少,胶质细胞较多,神经细胞数量减少;捻转针法组胶质细胞有增生,但较模型组少,神经细胞数量减少有所改善;温通针法组海马 CA1 区未见核固缩,胶质细胞数量增生不明显,细胞数量明显增多,CA1 区细胞排列较模型组整齐,形态较正常,接近空白组。结果提示,温通针法能明显减轻脑缺血对大鼠海马 CA1 区神经元的损伤,改善脑缺血引起的学习记忆障碍

（杨晓波 等,2007）。

杨晓波等通过大鼠的实验研究,探讨了温通针法对血管性痴呆（VD）大鼠降钙素基因相关肽和内皮素的影响。方法:健康Wistar大鼠50只,随机分为正常组、模型组、药物组、温通针法组和捻转针法组。采用反复夹闭双侧颈总动脉再灌注方法造成VD大鼠模型,并给予相应的针刺（大椎、合谷等）及药物（尼莫地平）治疗15天,采用放射免疫学方法检测大鼠血浆中降钙素基因相关肽（CGRP）及内皮素（ET）含量的变化。结果显示,VD模型组大鼠CGRP含量较正常组显著降低（$P<0.01$）,ET含量较正常组显著升高（$P<0.01$）;温通针法组、捻转针法组和药物组分别与模型组比较,均能明显升高CGRP含量（$P<0.05,0.01$）,降低ET含量（$P<0.01$）;温通针法组与药物组相比差异无显著性意义（$P>0.05$）,且温通针法组升高CGRP含量、降低ET含量的作用优于捻转针法组（$P<0.01$）。结果提示,温通针法能使血浆中ET含量降低、CGRP含量升高,因而温通针法能有效改变机体中舒缩血管物质的含量,从而改善脑组织血液供应（杨晓波 等,2007）。

郑强霞等通过大鼠的实验研究,观察了温通针法对血管性痴呆模型大鼠脑组织中NO含量、NOS活性的影响。方法:将60只Wister大鼠,雌雄各半,随机分为5组:正常对照组、模型对照组、尼莫地平组、捻转针刺组、温通针法组。治疗后用比色法检测NO含量、NOS活性。结果显示:除正常对照组外,温通针法组大鼠脑组织中NO含量、NOS活性较其他组显著降低（$P<0.05$）,有显著性差异。结果提示,温通针法能显著降低血管性痴呆模型大鼠大脑皮层组织的NOS活性,使NO生成和释放减少,保护神经元的完整性,可能是治疗血管性痴呆的重要机理之一（郑强霞 等,2006）。

王允娜等观察了温通针法对血管性痴呆大鼠还原型谷胱甘肽（GSH）、维生素E（VE）含量的影响。Wistar大鼠共60只,雌雄各半,体重（220±25）克。将大鼠适应喂养3天后,按体重编号,根据随机数字表法分为正常对照组、模型对照组、捻转针法组、温通针法组和尼莫地平组。共计5组,每组12只。先造模后分别治疗,选取百会、大椎、照海、三阴交穴,行温通针法以及捻转针法等,并观察各组还原型谷胱甘肽、维生素E的含量。结果显示:与正常组比较,模型组大鼠脑组织中GSH、VE含量明显下降（$P<0.05$）;与模型组比较,药物组、捻转组与温通组GSH、VE含量明显增加,差异有显著性（$P<0.05$）;温通组与药物组GSH含量比较无明显差异（$P>0.05$）,VE含量比较无明显差异（$P>0.05$）;温通组与捻转组有差异（$P<0.05$）。表明氧自由基浓度增加,从而加剧氧自由基反应,导致GSH与VE值显著降低。尼莫地平与针刺治疗都可以提高GSH和VE的值,降低自由基对脑细胞的损伤,而温通针法具有更为明显的疗效（王允娜 等,2010）。

2.脑出血

张彩华等通过大鼠的实验研究,观察了温通针法对急性期脑出血大鼠脑组织病理形态的影响。将 50 只 Wistar 大鼠随机分为正常组、假手术组、模型组、捻转针刺组和温通针法组,并行相应处理。各组大鼠均于脑出血后第 3 天相应时间处死,石蜡切片,光镜下观察脑组织病理形态的改变。结果显示:捻转针刺组脑实质大量出血,部分血凝块出现纤维素,脑组织高度水肿,较模型组有明显改善;温通针法组红细胞大量溶解,血凝块机化,大量纤维母细胞分布和炎性细胞浸润,血肿明显吸收,脑组织轻度水肿。结果表明,温通针法能有效清除急性脑出血后血肿,且有利于出血后的水肿消散(张彩华 等,2004)。

3.脑梗死

杨波等观察了温通针法对脑梗死大鼠血小板膜糖蛋白 CD62P 和 CD63 的影响。Wistar 大鼠用线拴法直接阻断大鼠大脑中动脉制作急性脑梗死模型,采用流式细胞仪测定脑梗死大鼠血浆 CD62P 和 CD63 的含量。结果显示:造模后脑梗死组血浆 CD62P、CD63 均较假手术组显著升高;两治疗组血浆 CD62P、CD63 均较脑梗死组显著降低,且温通针法较捻转针法降幅更为显著。结果提示,针刺可以降低脑梗死大鼠血浆糖蛋白含量,从而阻止或抑制血小板活化,达到防治脑梗死的目的,且温通针法的作用优于捻转针法(杨波 等,2008)。

4.急性心肌缺血

丁奇峰等通过大鼠的实验研究,探讨了温通针法治疗急性心肌缺血损伤的机理。选健康 Wistar 大鼠 80 只,随机分为正常对照组、模型对照组、温通针法组、平补平泻针法组。以血清及心肌组织超氧化物歧化酶(SOD)活性和血清及心肌组织丙二醛(MDA)的含量为效应指标。结果显示:针刺可明显提高血清及心肌组织 SOD 的活性,降低血清及心肌组织 MDA 的含量。且温通针法与平补平泻针法两者相比,差异有非常显著性意义($P<0.01$)。结果表明,温通针法可显著地减轻自由基对心肌组织的损伤程度(丁奇峰 等,2003)。

5.脑缺血

严兴科等通过大鼠的实验研究,探讨了温通针法防治大鼠脑缺血再灌注损伤的作用。Wistar 大鼠双侧颈总动脉夹闭法制作前脑缺血再灌注动物模型。用高效液相色谱法及 HE 染色法,观察不同手法对前脑缺血后兴奋性氨基酸递质含量变化与脑组织神经元形态学的影响。结果显示:温通针法较捻转针法更能显著降低兴奋性氨基酸递质中 Glu 的含量($P<0.01$);神经元变性坏死程度减轻。结果表明,温通针法较捻转针法有更好的减轻再灌注对脑组织损害的作用(严兴科 等,2003)。

梁永林等通过大鼠的实验研究,探讨了温通针法防治大鼠脑缺血再灌注损伤的作用。Wistar 大鼠采用双侧颈总动脉夹闭法制作前脑缺血再灌注动物模型。固相免疫分析法测定血清 NSE 含量,观察不同手法对脑缺血前后血清 NSE 含量变化。结果显示:温通针法较捻转针法更能显著降低 NSE 的含量($P<0.05$),神经元变性坏死程度减轻。结果表明,温通针法较捻转针法有更好的减轻再灌注对脑组织损害的作用(梁永林 等,2002)。

严兴科等通过大鼠的实验研究,探讨了温通针法防治大鼠脑缺血再灌注损伤的作用。Wistar 大鼠采用双侧颈总动脉夹闭法制作前脑缺血再灌注动物模型。用放射免疫分析法观察不同手法对前脑缺血后 TXB_2、$6-K-PGF_{1a}$ 与脑组织神经元形态学的影响。结果显示:温通针法较捻转针法更能显著降低前脑局部缺血再灌注后血浆 TXB_2 含量($P<0.01$),升高血浆 $6-K-PGF_{1a}$ 含量($P<0.01$),并能纠正 $TXB_2/6-K-PGF_{1a}$ 值的异常状态($P<0.5$);神经元变性坏死程度减轻。结果提示,温通针法较捻转针法有更好的减轻再灌注对脑组织损害的作用(严兴科 等,2005)。

梁宪如等通过大鼠的实验研究,观察了温通针法治疗脑缺血的作用机理。采用改良的四血管结扎法造成大鼠脑缺血及再灌注模型,观察脑组织 Ca 及 Mg 元素、脑组织含水量的变化及温通针法的干预效应。结果显示:脑缺血再灌注后脑组织 Ca 元素及含水量显著增高($P<0.01$),而 Mg 元素含量显著降低($P<0.01$),用温通针法治疗后脑组织含水量、Ca 元素含量明显降低($P<0.01$),Mg 元素明显升高($P<0.01$)。结果提示,该针法具有明显减轻脑水肿,使再灌注脑组织 Ca 元素含量降低,Mg 元素含量升高,从而减轻再灌注损伤的作用(梁宪如 等,2002)。

户玫琳等进行了温通针法对急性脑缺血大鼠血浆 ET-1 和 CGRP 影响的实验研究。将 48 只 Wister 大鼠,雌雄各半,随机分为 4 组:假手术对照组、模型对照组、电针治疗组、温通针法治疗组。治疗后用放免法检测血浆 ET-1 和 CGRP 的含量。结果显示:除假手术对照组外,温通针法组大鼠血浆 ET-1 含量显著降低,CGRP 含量显著升高($P<0.05$),有显著性差异。结果提示,温通针法通过降低急性脑缺血大鼠血浆 ET-1 含量,升高血浆 CGRP 含量,调节脑血管的舒缩程度,改善了微循环,这也可能是温通针法在临床上治疗急性缺血性中风的重要机理之一(户玫琳 等,2011)。

6.应激性胃黏膜损伤

吴学飞等通过大鼠的实验研究,探讨了温通针法对应激性胃黏膜损伤的保护作用。以大鼠为研究对象,设正常空白对照组、模型对照组、温通针法组、捻转补法组。以血清胃泌素、血浆前列腺素 E_2(PGE_2)及胃黏膜组织的胃泌素、PGE_2 及显微镜下胃黏膜组织形态结构的改变为效应指标。结果显示:针刺可明显地提高血浆及胃黏膜组织 PGE_2 的含量,降低血清及胃黏膜组织胃泌素的含量;且温通针法优于捻转补针法,两者相比有显著差异性($P<0.01$)。结果提示,针刺可减轻应激性胃黏膜损伤,起到保护作

用,且温通针法优于捻转补法(吴学飞 等,2001)。

吴学飞等通过大鼠的实验研究,又探讨了温通针法预防大鼠应激性胃黏膜损伤的作用。健康Wistar大鼠80只,随机分为正常对照组、模型对照组、热补针法组、捻转补法组。以血清及胃黏膜组织超氧化物歧化酶(SOD)含量、血浆及胃黏膜组织丙二醛(MDA)含量、黏膜损伤指数为效应指标。结果显示:针刺可明显地提高血清及胃黏膜组织SOD含量,降低血浆及胃黏膜组织MDA含量,减轻胃黏膜损伤程度;且温通针法优于捻补针法,两者相比差异有显著性意义($P<0.01$)(吴学飞 等,2001)。

7.心律失常

丁奇峰等通过家兔的实验研究,观察温通针法抗家兔心律失常的作用。健康家兔40只,分模型对照组、温通针法治疗组。以严重心律失常的发生时间和持续时间为观察指标。结果显示:治疗组较模型对照组家兔心律失常发生时间明显推迟,持续时间显著缩短。结果提示,温通针法有较好的抗严重心律失常的作用(丁奇峰 等,2002)。

(二)烧山火

1.类风湿性关节炎

郑魁山等通过家兔的实验研究,观察烧山火法抗家兔实验性类风湿性关节炎的症状、关节肿胀度、T淋巴细胞百分率及血液流变学等指标的影响。健康家兔32只,随机分空白对照组、模型对照组、平补平泻针刺组、温通针法治疗组。参照徐淑云《药理实验方法学》造模方法及上海王氏肢体痹症造模法略加改进。结果显示:温通针法组能显著降低类风湿性关节炎家兔T淋巴细胞百分率,正性调整家兔血液流变学各水平,显著降低关节肿胀度。结果提示,温通针法有较好的抗类风湿性关节炎的作用,烧山火针法能明显抑制T淋巴细胞的过度增殖,从而调节细胞免疫功能,明显降低血液黏稠度,改善血液流变性。同时,烧山火针法还具有明显的抗感染作用(郑魁山 等,1995)。

陈跃来等进行了烧山火法对家兔实验性类风湿性关节炎影响的研究。将青紫兰家兔32只,体重2~2.5千克,雌雄不拘,在甘肃中医学院中心实验室动物房适应性饲养1周。32只家兔随机分为4组,分别为空白对照组(简称对照组)、模型对照组(简称模型组)、烧山火法组(简称手法组)、平补平泻针刺组(简称针刺组)。每组8只。先造模后进行各自的分别操作,并测定分组症状、体征、T淋巴细胞百分率、血液流变学指标以及膝踝关节周径。结果本实验表现:烧山火法组T淋巴细胞百分率明显低于模型组和针刺组($P<0.01$),而接近于空白对照组,说明烧山火法能明显抑制T淋巴细胞的异常增殖(可能是TH),从而阻断对B淋巴细胞的过高激化,降低免疫复合物的生成,平衡体液免疫。烧山火法组的血液黏度、血浆黏度、红细胞电泳及红细胞压积等都较模型组有明显改善($P<0.05$),而与平补平泻针刺组相比,除血液黏度仅有改善外($P>0.05$),其余指标均明显低于后者,有显著性差异($P<0.01,0.05$),空白对照组与之相比,则无显著性差异($P>0.05$)。说明烧山火法能明显降低血液黏稠度,从而改善血液流变特性,促进血液循环。烧山火法组膝踝关节肿胀程度明显好于模型组与平补平泻组($P<0.01,0.05$),接近于空白对照组($P>0.05$)。说明烧山火手法具有明显消肿抗感染作用(陈跃来 等,1996)。

2.失血性休克

曹艳等通过关元穴烧山火手法观察对家兔失血性休克、血压、温度的影响。20只家兔随机分为2组:一般针刺组、烧山火针刺组。采用股动脉放血法,放血量为全血量(约占体重的8%)的1/5,造成失血性休克,深浅反射处于轻度抑制状态。分别测定放血前、放血后、针刺、1分钟、5分钟、15分钟的颈总动脉血压,肛温。选穴关元穴,一般针刺组以提插捻转手法。烧山火针刺组按经典术式,以慢提紧按,着力向下的手法。WMY数字温度计由上海医用仪表厂生产(室内温度16.0~16.5 ℃)。结果:血压的变化放血前与放血后及针刺1分钟、5分钟均有显著差异($P<0.001$),针刺5分钟与15分钟差异不显著($P>0.05$)。烧山火针刺1分钟与一般针刺1分钟有差异($P>0.05$)。温度的变化放血前与放血后及针刺1分钟、5分钟差异显著($P<0.001$),针刺5分钟与15分钟差异不显著($P>0.05$)。烧山火针刺1分钟与一般针刺1分钟有差异($P<0.05$)(曹艳,1999)。

3.阳虚热证

周海燕等观察了传统针法烧山火、透天凉对阳虚热证模型家兔血清溶菌酶含量的影响。日本大耳白兔42只,随机分为空白对照组、阳虚模型组、阳虚烧山火组、阳虚透天凉组、热证模型组、热证烧山火组、热证透天凉组。阳虚组以腹腔注射氢化可的松造模,热证组以腹腔注射大肠杆菌内毒素造模。分别采用传统补泻手法烧山火、透天凉交叉治疗,用比浊法检测血清LSZ含量。结果显示:两种手法均可增加阳虚模型($P<0.01,P<0.05$)和实热模型家兔血清($P<0.01$)LSZ含量。对阳虚模型,烧山火优于透天凉($P>0.05$);对实热模型,透天凉优于烧山火($P>0.05$)。结果提示:传统补泻手法烧山火、透天凉对阳虚证、实热证模型家兔血清LSZ确有影响,均可提高机体免疫力和抗感染力,其效应上存在一定差异(周海燕 等,2009)。

杨洁等观察了传统针法烧山火、透天凉对阳虚热证模型家兔血清GC、ACTH含量的影响。日本大耳白兔42只,随机分为空白对照组、阳虚模型组、阳虚烧山火组、阳虚透天凉组、热证模型组、热证烧山火组、热证透天凉组。分别采用传统补泻手法烧山火、透天凉交叉治疗,用ELISA法检测血清GC、ACTH含量。结果显示:两种手法均可升高阳虚模型家兔血清GC含量($P<0.01,P<0.05$)和ACTH含量($P<0.01,P<0.05$),且烧山火有优于透天凉的趋势($P>0.05$);均可降低实热模型家兔血清GC含量($P<0.05,P<0.01$)并升高ACTH含量($P<0.05$),且透天凉有优于烧山火的趋势($P<0.05$)。结果提示:传统补泻手

法烧山火、透天凉对阳虚证、实热证模型家兔确有治疗效果,其效应上存在一定差异,治疗阳虚证烧山火优于透天凉,治疗实热证透天凉优于烧山火,故临床应用时仍建议辨证论治地选用补泻手法(杨洁,2009)。

(三)对热补(烧山火)凉泻(透天凉)针法实验研究的总结

郑魁山等对热补(烧山火)凉泻(透天凉)针法实验研究进行了总结,具体情况如下:热补凉泻针法,在人体上做过2次皮温、1次血管容积,1次对家兔失血性休克、1次对家兔实验性类风湿性关节炎的研究,1次针刺温通法对家兔血瘀症的研究、5次实验研究,都取得了2种针法间有明显差异的满意结果($P<0.001$)。

1.针刺热补凉泻手法对皮肤温度影响的实验观察(原载《针灸杂志》1965,1期)

观察对象:包括健康者和患者各16人,其中男女各16人,年龄在17～50岁之间。手法操作:采用32号1寸不锈钢毫针,针刺一侧合谷穴(左右两侧次数相等),进针至出针共操作65秒钟。热补法:术者左手拇指或食指紧按针穴,右手将针进至5分深左右,候其气至,左手加重压力,右手拇指向前捻按5秒钟,候针下沉紧,针尖拉着有感应的部位,连续重插轻提10秒钟,拇指再向前连续捻按45秒钟,针尖顶着产生感应的部位守气,使针下持续沉紧,即刻出针。凉泻法:术者左手拇指或食指紧按针穴,右手将针进至5分深左右,候其气至,左手减轻压力,右手拇指向后捻提5秒钟,候针下沉紧,提退1分左右,针尖向产生感应的部位,连续轻插重提10秒钟,拇指再向后连续捻提45秒钟,针尖拉着产生感应的部位守气,使针下轻滑即刻出针。平补平泻法:术者左手拇指或食指紧按针穴,右手将针进至5分深左右,候其气至,右手拇指向前后捻转5秒钟,然后均匀提插10秒钟,拇指向前后均匀地捻转45秒钟,即刻出针。对照组:用酒精棉球消毒后不做针刺。检查方法与针刺组相同。

实验采用自身对照法,在同一人身上进行热补、凉泻、平补平泻和对照4种操作各一次,隔日更换一种,其顺序随机安排,32人均完成4种方法。皮肤温度测量:受检者安静卧床30分钟,用最小可测出0.05℃半导体点温度计测量皮肤温度,候皮肤温度恒定后开始进行实验。于针前,针后即刻,针后2、5、10、20、30分钟时测量同侧商阳穴的皮肤温度;针前,针后0.5、2.5、5.5、10.5、15.5、20.5、30.5分钟时测量对侧商阳穴的皮肤温度;针前,针后1、3、6、11、16、21、31分钟时测量同侧少泽穴的皮肤温度。每次测量30秒钟。全部实验过程中室温为20℃左右,湿度为80%,每次实验时室温变化不超过0.5℃。实验结果显示同侧商阳穴皮肤温度的变化:热补和凉泻手法引起对照组迥然不同的皮肤温度变化,热补手法使皮肤温度先下降后升高,凉泻手法使皮肤温度下降,平补平泻除针刺即时一度下降外,和对照组同样基本稳定,经方差分析,进行统计学处理,$F=130.51$,$P<0.001$,不同手法之间有非常显著的差别。根据进一步分析结果,平补平泻组

与对照组之间无显著差异。凉泻组中皮肤温度下降最多者可达5.75℃,热补组中升高最多者可达2.75℃。对侧商阳穴皮肤温度的变化:实验结果表明,两侧商阳穴皮肤温度的变化基本相似,不同手法引起对侧商阳穴皮肤温度变化的差别同样非常显著。凉泻组中皮肤温度下降最多者可达7.25℃,热补组中皮肤温度升高最多者可达3.5℃。同侧少泽穴皮肤温度的变化:同侧少泽穴皮肤温度变化趋向与两侧商阳穴的变化基本符合,经统计学处理,$F=99.2$,$P<0.001$,不同手法间的差别非常显著。结果表明,针刺一侧合谷穴,测量两侧商阳穴和同侧少泽穴的皮肤温度,发现热补、凉泻手法不仅可引起人体主观上有热和凉的感觉,同时也可反映在皮肤温度的客观变化上。

2.对热补凉泻针刺手法的实验观察(原载《中国针灸》1985年第5期)

观察对象:男19例,女22;年龄最小的17岁,最大的62岁;健康者21例,患者20例。实验方法:在同一人身上,用30号1寸不锈钢毫针,针刺一侧合谷穴,进针至出针1分钟。先用热补法,隔日行凉泻法。41例均完成了两种手法,以观察两种手法对针刺前后皮肤温度和血管容积波的变化。

手法操作:热补法和凉泻法的操作与上次实验的方法一样,但只操作1分钟。皮肤温度及血管容积波描记:①皮肤温度测量,受试者在室内取坐位,安静休息20分钟,在针刺前15分钟,用国产626-4型半导体热敏电阻点温度计测量双侧商阳穴和同侧少商穴的皮肤温度,候皮温恒定后开始实验。分别在针前,针后即刻,针后5、10、15、20、30分钟时测量上述三穴的皮肤温度,每次测量30秒钟。②血管容积波描记:采用国产HB3PC型多导生理记录仪,将其描记头(光敏电阻法)接在被测试者针刺对侧的无名指端,分别描记针刺前,针后5、10、15、20、30分钟时的变化。为了减轻误差,各项操作均由专人负责,不给受试者任何暗示。实验过程中室温为20～27℃,每次实验室温度波动<±0.5℃,湿度16%～24%。

实验结果:①皮肤温度的变化,同侧商阳穴,热补组使皮肤温度先稍下降而后升高,凉泻组的皮肤温度迅速下降,然后逐步回升。41例中热补组中升高1℃以上者36例,占87.8%,升高最多者可达4.9℃;凉泻组中下降1℃以上者36例,占87.8%,下降最多者可达5℃。经统计学处理,热补法针后5分钟的皮温与针前比较差异不明显($P>0.05$),针后10分钟的皮温升高1.52℃($P<0.05$),15～30分钟皮温与针前比较显著升高1.84～1.99℃($P<0.01$)。凉泻法针后即刻的皮温与针前比较显著下降1.756℃($P<0.01$),针后5～30分钟则差异不明显($P>0.05$)。对侧商阳穴:41例中热补组升高1℃以上者33例,占80%,升高最多者达5.3℃;凉泻组中下降1℃以上的35例,占85%,下降最多者达5.5℃。施热补法后对侧商阳穴,在20～30分钟皮温明显升高1.62～1.66℃($P<0.05$),凉泻法针后即刻皮温与针前比较,显著下降1.63℃($P<0.01$)。同侧少商穴皮温的变化趋

向与双侧商阳穴的变化基本一致。41例中热补组中升高1℃以上的33例,占80%,升高最多者达5.1℃;凉泻组中下降1℃以上者的33例,占80%,下降最多者达3.4℃。经统计学处理,热补法针后15~30分钟皮温明显升高1.64~1.75℃($P<0.05$),凉泻法针后即刻皮温与针前比较明显下降1.06℃($P<0.001$)。②血管容积波的变化,根据41例血管容积描记结果分析,用热补法血管容积波多数表现为上升,高峰出现在针后15分钟,占总数的73.2%,2分钟占65.9%,10分钟占63.4%,30分钟占56%,5分钟占53.6%;用凉泻法多数人血管容积波下降,高峰出现针后30分钟,占总数的58.5%,20分钟占56%。从χ^2测验结果看,5分钟时,两种针刺手法差异不明显($P>0.05$),而10~30分钟则差异有高度显著性($P<0.001$)。

3.热补和凉泻不同针刺手法对失血性休克的实验观察(原载《针灸临床杂志》第9卷第5期)

实验方法:将实验动物随机抽样分为4组:热补组、凉泻组、盐水组、空白组。其具体方法如下:健康大耳白种家兔36只,雌雄皆用,体重(2.04±0.36)千克,随机抽样分成空白、盐水、凉泻、热补4组。各组动物均在乌拉坦耳缘静脉麻醉下分离气管,颈总动脉和股动脉、气管插管记录呼吸,颈动脉插管记录血压,股动脉插管准备放血,测量放血前呼吸、基础血压、颈动脉窦加压反射,然后从股动脉放血(时间控制在2分钟左右),直到动物呼吸深慢,血压下降至4 kPa左右,无回血趋势,颈动脉窦加压反射消失为止,以此作为休克标准。一般放血量为动物总血量的2/5左右,空白组家兔不做特殊处理,盐水对照组家兔耳缘静脉注射生理盐水每公斤体重10毫升,凉泻和热补法组,分别用不同手法针刺人中穴,持续1分钟,空白组于放血后,盐水组于注射后,手法组于针刺过程及起针后3、5、10、15、20、30分钟记录血压。

针刺手法:选择家兔人中穴,用30号1寸不锈钢毫针,进针至出针共1分钟,分别用热补和凉泻法针刺造成失血性休克的家兔各10只,观察不同手法对失血性休克血压的变化。热补、凉泻法的操作与前相同。

实验结果:空白组9只家兔血压的自然恢复情况经30分钟观察逐渐下降,而无上升趋势,最低降至(20±13.95)mmHg;生理盐水组7只家兔,虽有上升趋势,最高(84.00±11.22)mmHg,最低(66.20±16.22)mmHg,4组间经统计学处理有显著差异(热补组与其他三组比较$P<0.001$,凉泻组与其他三组比较$P<0.001$)。

另外,还观察了家兔球结膜微循环的变化,失血后家兔微循环血流缓慢,先呈粒状流继而红细胞发生大块状凝聚,血流发生断线流,甚至出现间断性停滞,但当施用热补法后微循环血流渐缓聚,血流速度逐渐加快,随着微循环的好转,血压随之回升,说明热补法不仅有升压作用而且有改善微循环的作用,也可能是通过改善微循环而升高血压的。实验证明,热补法可升高家兔失血性休克的血压,而凉泻法不能升高家兔失血性休克的血压。

4.烧山火针法对家兔实验性类风湿性关节炎的研究

将32只家兔随机分为四组,分别为:空白对照组、模型对照组、烧山火手法组、平补平泻针刺组,每组8只。除空白对照组以外,其他三组均造成佐剂型关节炎。烧山火针法组采用烧山火针法针刺。平补平泻针刺组采用平补平泻针法针刺。其余两组同样抓取,但不做针刺处理。针刺穴位:足三里、太溪、三阴交、阳陵泉、膝眼、血海。所有家兔于第22天采集血液标本。实验结果显示:针刺对家兔(造模)症状及体重有改善趋势,但无明显差异,但接近于空白对照组($P>0.05$)。从血液流变学各项指标观察,烧山火针法组除血浆黏度与红细胞电泳仅有改善趋势以外,其余指标均优于平补平泻针刺组,有显著性差异($P<0.05$),与模型组相比,各项指标均有显著性差异($P<0.01$);与空白对照组相比,各项指标虽有差异,但无显著性差异($P>0.05$)。对家兔膝关节周径的测量发现,烧山火针法组结果明显优于其他组($P<0.05,0.01$),而接近于空白对照组($P>0.05$)。结果提示,烧山火针法在治疗类风湿性关节炎疾病时,疗效明显优于平补平泻针法。其机理是:烧山火针法能明显抑制T淋巴细胞的过度增殖,从而调节细胞免疫功能,明显降低血液黏稠度,改善血液流变性。同时,烧山火针法还具有明显的消肿抗炎作用。

5.温通法对实验性家兔血瘀症的研究

将32只家兔随机分为四组,分别为:空白对照组、模型对照组、温通法针刺组、平补平泻针刺组,每组8只。除空白对照组以外,其他三组均造成激素型血瘀模型。温通法针刺组采用温通法针刺。平补平泻针刺组采用平补平泻法针刺。其余两组同样抓取,但不做针刺处理。针刺穴位:风池、曲池、足三里。所有家兔于第20天观察检测。实验结果:温通手法组动物症状及体重方面均好于平补平泻针刺组动物。对球结膜微循环的观察发现,温通针刺组家兔微血管管径、毛细血管开放数目均较模型组及平补平泻组家兔明显增加,统计学分析有显著性差异($P<0.01$)。

对血液流变学各项指标的检测发现,温通法针刺组家兔各项指标均优于模型组($P<0.01$);而与平补平泻针刺组相比,全血黏度、血浆黏度、红细胞电泳时间明显下降($P<0.05$),红细胞压积有下降趋势,但未见显著性差异($P>0.05$);与空白对照组比较则无显著性差异($P>0.05$)。结果提示,针刺可以改善实验性血瘀症的症状、体征、球结膜微循环及血液流变学状况,使异常值接近或趋于正常。但温通针法效果明显优于平补平泻针法。说明前者的活血化瘀作用明显强于后者,具有相对特异性。

参考文献

[1] 宾欣荣."苍龟探穴"手法合弹拨法治疗梨状肌综合征的疗效观察[J].南华大学学报:医学版,2006,34(5):724.

[2] 薄丽亚,张慧玲,吴春生."烧山火"手法治疗婴幼儿腹泻320例[J].中医药学刊,2003,21(5):840.

[3] 曹艳,刘伟华,张万峰."关元穴"烧山火手法对家兔失血性休克、血压、温度的影响[J].中医药信息,1999(2):62.

[4] 常国良,常玉琴."烧山火"手法治疗坐骨神经痛60例[J].陕西中医,1993,14(10):463.

[5] 常国良."烧山火"手法治疗痛痹的疗效分析[J].中国针灸,2004,(增刊):18.

[6] 陈红路,严晓春."苍龟探穴"手法为主治疗梨状肌综合征55例[J].中国针灸,2002,22(4):276.

[7] 陈美仁,王萍,成钢,等."苍龟探穴"手法治疗坐骨神经痛临床观察[J].中华中医药学刊,2007,25(12):2546.

[8] 陈美仁."阳中隐阴"手法治疗月经不调120例[J].湖南中医杂志,2005,21(1):46.

[9] 陈玉华."苍龟探穴"手法治疗单纯性肥胖病54例临床疗效观察[J].亚太传统医药,2009,5(9):61.

[10] 陈跃来,黄劲柏,郑魁山."烧山火"针法对家兔实验性类风湿性关节炎的研究[J].甘肃中医学院学报,1996,(3):11.

[11] 陈跃来,张天嵩,郑魁山.风池穴临床应用举例[J].上海中医药杂志,1999(7):31.

[12] 陈仲新."烧山火"手法治疗原发性痛经76例[J].中医杂志,2008,49(3):242.

[13] 丛国红,方昕."苍龟探穴"手法治疗膝关节骨性关节炎[J].中国厂矿医学,2007,20(5):547.

[14] 丛宇,张忠平,张静.烧山火与常规针刺治疗肾阳虚型功能失调性子宫出血疗效观察[J].中国初级卫生保健,2010,24(3):82.

[15] 邓晓敏."阳中隐阴"手法治疗流感发热寒战62例临床观察[J].江苏中医药,2010,42(12):58.

[16] 丁奇峰,刘家骏.针刺内关穴抗家兔严重心律失常的实验观察[J].现代中西医结合杂志,2002,11(22):2211.

[17] 丁奇峰,严兴科,于海英,等."温通针法"对急性心肌缺血损伤大鼠血清及心肌组

织自由基的影响[J].中国针灸,2003,23(5):295.

[18] 丁奇峰,姚媛."温通针法"治疗冠心病49例临床观察[J].北京中医杂志,2003,22(2):37.

[19] 丁奇峰,郑俊江.温通针法针刺内关穴治疗冠心病[J].甘肃中医学院学报,2002,19(4):3.

[20] 方亮,许敬人."苍龟探穴"手法针刺承山穴治疗腰椎源性便秘[J].上海中医药杂志,2000(7):39.

[21] 方晓丽,王芬,郑俊江.郑魁山教授创新针法"热补"法与"凉泻"法[J].中国针灸,2012,32(1):35.

[22] 方晓丽,郑俊江,郑俊武.郑魁山教授"温通针法"临证运用规律总结[J].中国针灸,2007,27(4):287.

[23] 方晓丽,郑魁山."温通针法"针刺合谷、风池穴为主治疗急性期周围性面瘫[J].中国针灸,2006(增刊):6.

[24] 方晓丽,郑魁山.针灸临床经验集[M].北京:人民卫生出版社,2007.

[25] 费兰波,李家康."青龙摆尾"手法治疗腰椎间盘突出症疗效观察[J].中国中医骨伤科杂志,2005,13(1):47.

[26] 冯豪.运用"烧山火"手法深刺夹脊穴治疗腰椎间盘突出症[J].浙江中医药大学学报,2012,36(4):436.

[27] 冯胜奎."烧山火"手法为主治疗肾小球病理性蛋白尿[J].中国针灸,2012,32(1):8.

[28] 高宏伟,李古强,潘巍."苍龟探穴"手法为主治疗肩周炎的临床观察[J].当代医学,2009,15(32):57.

[29] 高丽花,康雄."烧山火"手法针刺为主配合走罐治上肢麻木50例[J].针灸临床杂志,2005,21(12):26.

[30] 高英起."透天凉"手法治疗疟疾高热154例疗效观察[J].浙江创伤外科,2003,8(6):392.

[31] 高雨苍."透天凉"手法治疗鼻衄[J].中医杂志,1961(5):36.

[32] 谷允江."烧山火"手法配合艾灸治疗遗尿症28例[J].山东中医杂志,2004,23(11):674.

[33] 管婧婧."温通针法"浅析及临证验案[J].中国民族民间医药,2011(15):13.

[34] 郭荣胜."白蛇吐信"刺法的应用体会[J].甘肃中医学院学报,1996(8):49.

[35] 郭翔,陈美仁."阳中隐阴"手法配合摩腹治疗小儿食积[J].湖南中医药导报,2002,8(8):489.

[36] 郭翔,陈美仁."阳中隐阴"手法配合摩腹治疗小儿食积56例[J].中国民间疗法,2002,10(9):35.

[37] 郭泽新,汪润生."苍龟探穴"手法刺率谷治疗偏头痛60例临床观察[J].针灸临床杂志,1995,11(6):29.

［38］何洁茹."青龙摆尾"手法治疗颈椎病38例[J].中国针灸,2008,(增刊):99.

［39］何天有,柴俊英,赵中亭."苍龟探穴"手法治疗慢性萎缩性胃炎63例[J].中国针灸,2011,31(1):162.

［40］何友信."透天凉"手法的临床运用[J].云南中医杂志,1988,9(5):33.

［41］何友信."透天凉"手法治愈两例皮肤病[J].新中医,1986(10):34

［42］胡凤军,郑旭哲."苍龟探穴"手法治疗第三腰椎横突综合征50例[J].山东中医杂志,2011,30(3):175.

［43］胡荣.鱼际、丰隆、太渊穴运用烧山火透天凉针法配合针刀治疗咳嗽的临床研究[J].中外医疗,2009,(2):109.

［44］胡艳平."温通针法"治疗肩周炎66例[J].基层医学论坛,2010,14(7):621.

［45］户玫琳,吴华,王世彪,等."温通针法"对急性脑缺血大鼠血浆 ET-1 和 CGRP 影响的实验研究[J].针灸临床杂志,2011,27(9):54.

［46］户玫琳,张润萍."温通针法"治疗腰肌劳损[J].中国针灸,2011,31(7):622.

［47］户玫琳,郑俊武.郑魁山教授"温通针法"及临证验案[J].上海针灸杂志,2008,27(8):1.

［48］黄劲柏,张毅.郑魁山教授临床应用风池穴举隅[J].针灸临床杂志,1994,10(2):4.

［49］黄劲柏,张毅.郑魁山教授临床应用风池穴举隅[J].针灸临床杂志,1994,10(2):4.

［50］黄劲柏.以风池为主穴治五官科疾病[J].江西中医药,1998,29(1):42.

［51］惠建萍,赵耀东,高汉媛."烧山火"手法治疗小儿遗尿82例临床观察[J].中医儿科杂志,2006,2(1):48.

［52］季杰,方晓丽."温通针法"治疗突发性耳鸣耳聋疗效观察[J].中国针灸,2008,28(5):353.

［53］姜影,任正意,方晓丽."温通针法"结合配穴治疗腰椎间盘突出症32例[J].陕西中医,2011,32(11):1535.

［54］焦杨,李家康."青龙摆尾"手法治疗根性坐骨神经痛80例分析[J].中医药学刊,2004,22(4):729.

［55］焦玉祥,张素珍,范美霞."苍龟探穴"手法治疗中风下肢功能障碍61例临床观察[J].针灸临床杂志,1998,14(9):23.

［56］晋海红.用"烧山火"手法治疗关节部位疼痛28例疗效观察[J].甘肃中医,1998,11(5):38.

［57］口锁堂,陈跃来,口维敏,等."温通针法"对 VD 模型大鼠脑 ATP、LD 和 LDH 的影响[J].江苏中医药,2007,39(3):58.

［58］口锁堂,口维敏,杨晓波,等."温通针法"对血管性痴呆大鼠脑钙调神经磷酸酶和自由基的影响[J].江西中医学院学报,2006,18(5):53.

［59］口锁堂,吴耀持,汪崇淼,等."温通针法"治疗腰椎管狭窄症临床观察[J].上海针

灸杂志,2011,30(12):845.

[60] 口锁堂,吴耀持."温通针法"治疗神经痛的临床疗效观察[J].中国康复医学杂志,2010,25(3):272.

[61] 口锁堂."温通针法"治疗膝退行性骨关节病126例[J].中国老年学杂志,2012,32(8):1704.

[62] 李成宏,李传俊."青龙摆尾"手法为主治疗脏躁临床观察[J].辽宁中医杂志,2010,37(6):1122.

[63] 李杜非.针灸"热补凉泻法"治疗痹证96例临床观察[J].成都医药,1999,25(1):38.

[64] 李关健."阳中隐阴"手法治疗荨麻疹17例[J].针灸学报,1989(4):43.

[65] 李关键,胡玲.运用"阳中隐阴"手法治疗偏头痛56例疗效观察[J].甘肃中医,2008,21(5):32.

[66] 李辉,邓仁才,李建军."烧山火"手法为主治疗小儿脑瘫下肢运动功能障碍68例[J].上海针灸杂志,2005,24(10):30.

[67] 李家康."青龙摆尾"手法治疗坐骨神经痛50例[J].湖北中医杂志,1998,20(1):48.

[68] 李小林."青龙摆尾"手法治疗肱骨外上髁炎68例[J].浙江中医杂志,2004(6):255.

[69] 李晓雷,张缙."烧山火"手法治疗糖尿病周围神经病变50例[J].黑龙江中医药,2011(1):31.

[70] 李秀梅,刘统斌.廉泉"苍龟探穴"手法治疗癔症性失语[J].针灸临床杂志,2008,24(8):29.

[71] 李增奎,刘炳国,李素清."苍龟探穴"手法穴位注射治疗网球肘100例[J].实用医技,1999(6):450.

[72] 李子勇,老锦雄."青龙摆尾"手法治疗网球肘91例的临床观察[J].按摩与导引,2006,22(3):9.

[73] 梁宪如,郭永明,郑俊江,等."温通针法"减轻脑缺血损伤的实验研究——对脑缺血再灌注大鼠脑组织Ca及Mg元素含量的影响[J].天津中医,2002,19(3):30.

[74] 梁永林,严兴科,纪彤,等."温通针法"对脑缺血再灌注大鼠NSE的影响[J].甘肃科技,2002(2):92.

[75] 林明祥,游福容,林旭东."透天凉"手法治疗热痹[J].浙江中医杂志,2007,42(3):143.

[76] 林晓华,杨军."赤凤迎源"手法促进术后肠功能恢复的对比观察[J].邯郸医学高等专科学校学报,2002,15(1):34.

[77] 林新."烧山火"手法加穴位封闭治疗慢性腰肌劳损[J].湖北中医杂志,2003,25(9):50.

[78] 刘恩远,马蕾."温通针法"对拟血管性痴呆模型大鼠脑内过氧化氢酶及钙超载的

影响[J].甘肃中医,2006,19(4):36.

[79] 刘恩远,马蕾."温通针法"对拟血管性痴呆模型大鼠血浆 TXB_2、$6-keto-PGF_{1\alpha}$ 的含量影响[J].甘肃中医学院学报,2006,23(2):17.

[80] 刘来明."苍龟探穴"手法治疗髂筋膜脂肪病22例[J].中国针灸,2002(增刊):94.

[81] 刘磊,王富春.古今医家"青龙摆尾"手法技术对比分析[J].辽宁中医药大学学报,2007,9(6):19.

[82] 刘龙彪,冯祯钰,葛晓东,等."烧山火"手法配合艾炷灸足三里治疗化疗后胃肠反应临床研究[J].四川中医,2009,27(9):114.

[83] 刘娜,邓玉霞."苍龟探穴"手法治疗梨状肌综合征疗效观察[J].上海针灸杂志,2007,26(11):25.

[84] 刘瑞华."苍龟探穴"手法治疗急症体会[J].中国中医急症,2004,13(7):416.

[85] 刘月振."透天凉"手法针刺鱼际为主治疗咽炎76例[J].中国针灸,2002,22(5):324

[86] 陆寿康,胡伯虎,张兆发.针刺手法100种[M].北京:中国医药科技出版社,1988:119.

[87] 陆伟峰,口锁堂,倪菁琳."温通针法"治疗腰椎管狭窄症远期疗效观察[J].中国针灸,2012,32(1):17.

[88] 吕颖霞,单秋华."苍龟探穴"手法针刺天柱治疗颈源性头痛临床观察[J].中国针灸,2006,26(11):796.

[89] 马松楠,叶晨琳,邹伟."赤凤迎源"手法治疗脾虚湿阻型单纯性肥胖[J].针灸临床杂志,2012,28(3):38.

[90] 倪菁琳,口锁堂,陆伟峰."温通针法"治疗腰椎管狭窄症临床疗效观察[J].中华中医药学刊,2012,30(3):612.

[91] 彭建明,卢洪,胡虚白."烧山火"手法治疗肩周炎疗效观察[J].中国针灸,2006,26(8):581.

[92] 戚艳,徐德强,时光."苍龟探穴"手法治疗痹证临床研究[J].针灸临床杂志,2001,17(10):44.

[93] 邱建文,林军.烧山火透天凉针刺手法治疗痹证24例[J].广西中医药,2000,(6):33.

[94] 邱有法."苍龟探穴"手法治疗关节疼痛100例疗效观察[J].云南中医中药杂志,2006,27(2):35.

[95] 沈钦彦.针刺手法以"烧山火"手法为主治疗腰痛150例疗效观察[J].中国现代医生,2008,46(24):92.

[96] 宋爱群,张阳普,陈邦国."苍龟探穴"手法治疗肩关节周围炎疗效观察[J].湖北中医杂志,2009,31(9):69.

[97] 宋国琴,闻领全,王鹏阳."烧山火"手法治疗腓神经损伤临床疗效比较观察[J].中国针灸,1994,(增刊):312.

[98] 宋淑华."烧山火"手法治疗肾阳虚型不孕症50例[J].陕西中医,2007,28(3):331.

[99] 苏新铭.运用"烧山火"手法治疗小儿麻痹症瘫痪40例[J].江苏中医杂志,1986,(10):44.

[100] 孙云廷,王淑玲."透天凉"手法治疗急性痢疾32例[J].新中医,1997(7):34.

[101] 孙振飙.以"烧山火"手法为主针刺治疗肩周炎120例[J].医学理论与实践,1993,6(6):27.

[102] 潭少牧,徐元山,于然锡,等."苍龟探穴"手法针刺廉泉穴治疗中风失语96例[J].针灸临床杂志,1993(2/3):47.

[103] 田永萍,赵耀东,毕爱平,等."温通针法"治疗肺虚感寒型过敏性鼻炎疗效观察[J].西部中医药,2012,25(5):82.

[104] 王兵,刘家瑛."苍龟探穴"手法为主治疗单纯性肥胖40例[J].中医杂志,2005,46(10):768.

[105] 王传年."烧山火"浅针透刺治疗周围型面神经麻痹疗效观察[J].四川中医,2007,25(3):104.

[106] 王传年."烧山火"手法治疗肾阳虚不孕症17例[J].中国针灸,2005,25(4):232.

[107] 王芬,张学梅,方晓丽."温通针法"治疗急性期周围性面瘫的临床观察[J].亚太传统医药,2009,5(5):84.

[108] 王贡臣,齐桂凡."阳中隐阴"手法治疗荨麻疹17例[J].针灸临床杂志,1999,15(3):32.

[109] 王弘.烧山火、透天凉法治疗脑梗塞30例临床观察[J].中国针灸,1996(6):13.

[110] 王进,高晓红."苍龟探穴"手法配合推拿治疗腰三横突综合征64例[J].中国针灸,1997(7):438.

[111] 王进,高晓红."烧山火"手法治疗中风肢体功能障碍49例[J].上海针灸杂志,1994,13(2):63.

[112] 王萍,江宁."烧山火"手法治疗胃下垂50例[J].中医外治杂志,2005,14(6):43.

[113] 王启才,杨骏,高树中,等.针灸治疗学[M].北京:中国中医药出版社,2007.

[114] 王薇,方晓丽."温通针法"治疗周围性面瘫36例[J].甘肃中医学院学报,2010,27(1):51.

[115] 王艳玲,申永宁."烧山火"手法治疗膝关节炎疗效观察[J].中国现代医生,2008,46(26):74.

[116] 王允娜,景书州,王玮,等.郑魁山教授运用"温通针法"治疗小儿脑瘫验案[J].上海针灸杂志,2008,27(6):34.

[117] 王允娜,景书州,郑魁山."温通针法"对血管性痴呆大鼠还原型谷胱甘肽、维生素E含量的影响[J].中医杂志,2010,51(增刊):204.

[118] 王允娜,赵海红,王玮.郑魁山教授治疗面神经炎的临床经验[J].北京中医药大学学报,2006,13(6):36.

[119] 王泽涛,付培红,刘庆思,等."赤凤迎源"手法治疗术后腹胀100例临床观察[J].

中国针灸,1999(7):436.

[120] 王泽涛."苍龟探穴"手法治疗偏头痛120例临床观察[J].中国针灸,1997(10):625.

[121] 王泽涛."青龙摆尾"手法刺太冲治疗巅顶痛110例临床观察[J].中国针灸,1998(5):300.

[122] 王占国."苍龟探穴"手法针刺治疗中风后尿潴留疗效观察[J].上海针灸杂志,2010,29(9):567.

[123] 魏玉龙,高希言.足三里穴"烧山火"手法配合腹部推拿治疗老年性便秘90例临床观察[J].中国中医基础医学杂志,2006,12(5):378.

[124] 吴国凤,任飞,张硕."烧山火"手法治疗进行性脊肌萎缩症和肌萎缩性侧索硬化症15例[J].中国针灸,2000(7):400.

[125] 吴琦.齐刺结合"白虎摇头"手法治疗梨状肌综合征161例临床观察[J].针灸临床杂志,2002,43(7):506.

[126] 吴世忠.短刺热补法与定位侧搬法治疗腰椎间盘突出症60例[J].四川中医,2011,29(12):108.

[127] 吴学飞,郭永明,郑俊江,等."温通针法"对应激性胃黏膜损伤的保护作用[J].上海针灸杂志,2001,20(4):40.

[128] 吴学飞,郑俊江,郭永明,等."温通针法"预防大鼠应激性胃粘膜损伤的实验研究[J].中国针灸,2001,21(10):609.

[129] 吴耀持,汪崇森,费根伟."阳中隐阴"手法用于萎缩性胃炎治疗的临床研究[J].上海针灸杂志,2002,21(6):6.

[130] 吴育豪,钟兰."烧山火"手法并接气通经针法治疗帕金森病体会[J].黑龙江中医药,2011(2):37.

[131] 吴越."白虎摇头"手法治疗腰椎间盘突出症31例[J].福建中医学院学报,2001,11(2):35.

[132] 胥方元,巫益民,杨大鉴,等."烧山火"手法为主加远红外线(TDP)治疗股外侧皮神经炎的疗效观察[J].中国康复,1997(1):30.

[133] 徐兰凤.足三里"烧山火"手法治疗脾气虚证27例[J].南京中医药大学学报,1999,15(2):100.

[134] 徐文亮,王艳丽."烧山火"手法治疗雷诺氏病33例[J].中国针灸,1997(5):285.

[135] 徐兴华,方晓丽.温通针法治疗干眼症疗效观察[J].中国针灸,2012,32(3):233.

[136] 许国,张立欣."透天凉"手法刺曲池治咽喉肿痛[J].浙江中医杂志,1994(2):76.

[137] 严文,慕容嘉颖,钱虹,等."赤凤迎源"手法治疗肩关节周围炎临床观察[J].新中医,2012,44(4):87.

[138] 严兴科,杜小正,秦晓光,等."温通针法"对脑缺血再灌注大鼠EAA及形态学的影响[J].甘肃中医学院学报,2003,20(1):17.

[139] 严兴科,逢紫千,郑魁山."温通针法"对脑缺血再灌注大鼠TXB$_2$、6-K-PGF$_{1a}$及形

态学的影响[J].长春中医学院学报,2005,21(3):43.

[140] 严兴科,张燕,于璐,等."温通针法"与电针治疗膝骨性关节炎的临床对照研究[J].中国康复医学杂志,2010,25(5):447.

[141] 辜锐鑫.改良"青龙摆尾"手法治疗腰椎间盘突出症的临床观察[J].湖北中医杂志,2011,33(1):19.

[142] 杨波,高洋,严兴科,等."温通针法"对脑梗塞大鼠血小板膜糖蛋白CD62P和CD63的影响[J].时珍国医国药,2008,19(11):2770.

[143] 杨波,张晓君."烧山火"手法治愈雷诺病15例[J].河南中医,1997,17(3):186.

[144] 杨冲."温通针法"配合透刺治疗顽固性面瘫疗效观察[J].上海针灸杂志,2010,29(5):287.

[145] 杨德全."烧山火"手法加穴位贴敷治疗休息痢98例[J].中国针灸,2006,26(2):128.

[146] 杨德全."透天凉"手法联合抗乙肝免疫核糖核酸治疗垂直感染慢性HBV携带者64例疗效观察[J].中国针灸,2000(1):31.

[147] 杨洁,周海燕,冯跃.传统针法烧山火、透天凉对阳虚、热证模型家兔血清GC、ACTH含量的影响[J].四川中医,2009,27(11):32.

[148] 杨丽洁,周睿,史艳."烧山火"手法为主治疗慢性疲劳综合征的临床应用[J].四川中医,2011,29(1):124.

[149] 杨晓波,口锁堂,杨晓彬."温通针法"对血管性痴呆大鼠行为学及脑组织病理变化的影响[J].针刺研究,2007,32(1):29.

[150] 杨晓波,口锁堂."温通针法"对血管性痴呆大鼠脑组织SOD、MDA及AChE的影响[J].针刺研究,2007,32(3):170.

[151] 杨晓波,杨晓彬,口锁堂,等."温通针法"对血管性痴呆模型大鼠血浆降钙素基因相关肽、内皮素含量的影响[J].针刺研究,2007,32(6):380.

[152] 杨兆明,郭恩吉,郭诚杰.刺法灸法学[M].上海:上海科学技术出版社,1996.

[153] 杨卓欣."烧山火"手法治疗腰椎间盘突出症106例[J].中国针灸,1997(7):428.

[154] 冶尕西."温通针法"治疗肩关节周围炎86例[J].现代中医药,2010,30(3):60.

[155] 虞成英."苍龟探穴"手法治疗急症190例[J].中医杂志,1988(10):44.

[156] 岳公雷,王富春,闫冰,等.古今医家"白虎摇头"手法探析[J].四川中医,2007,25(11):100.

[157] 曾红文,柴铁驹."苍龟探穴"手法治疗糖尿病胃轻瘫疗效观察[J].中国针灸,2008,28(8):576.

[158] 曾奕."赤凤迎源"手法治疗落枕48例疗效观察[J].新中医,2002,34(9):50.

[159] 张爱冰."苍龟探穴"手法治疗网球肘38例临床观察[J].针灸临床杂志,2003,19(3):38.

[160] 张彩华,郑俊江,郑魁山."温通针法"对急性期脑出血大鼠脑组织病理形态的影响[J].现代中西医结合杂志,2004,13(6):714.

[161] 张福会,齐显民,秦有学."苍龟探穴"手法加火罐治疗股外侧皮神经炎60例[J].陕西中医,1995,16(12):553.

[162] 张宏涛,方晓丽.温通针法治疗颈肩臂综合征临床疗效观察[J].针灸临床杂志,2010,26(10):40.

[163] 张勤.学用"郑氏针法"治疗高血压症[J].甘肃中医学院学报,1996(2):66.

[164] 张勤勤.颈夹脊穴"烧山火"手法治疗颈椎病150例[J].辽宁中医学院学报,1999,1(2):120

[165] 张秋实,王丽丽,王丰."烧山火"手法治疗风寒阻络型雷诺病临床研究[J].辽宁中医药大学报,2008,10(1):96.

[166] 张文珍."烧山火"手法治疗萎缩性胃炎疗效观察[J].甘肃中医学院学报,1996(8):56.

[167] 张锡利."烧山火"手法治疗面神经炎后遗症60例临床观察[J].湖南中医药导报,2002,8(6):346.

[168] 张学梅,王芬,方晓丽."温通针法"治疗颈肩综合征疗效观察[J].上海针灸杂志,2009,28(11):645.

[169] 张延昭,赵春棣."赤凤迎源"手法治疗急性踝关节扭伤[J].中国针灸,2011,31(6):486.

[170] 张玉欣,孙谊."阳中隐阴"手法临床应用一则[J].中国民间疗法,2004,12(8):10.

[171] 张智龙.意气热补法治疗类风湿性关节炎66例临床观察[J].天津中医,1990(4):23.

[172] 张智龙.意气热补法治疗坐骨神经痛60例[J].山西中医,1998,4(1):39.

[173] 赵国文."苍龟探穴"手法加拔罐治疗急性腰扭伤160例疗效观察[J].天津中医,1994,11(6):20.

[174] 赵海红,王允娜,孙桂云.郑魁山热补针法治疗肩周炎的经验[J].浙江中医杂志,2007,42(1):38.

[175] 赵素侠,邵宏君,王秀珍."烧山火"手法配合隔葱灸治疗产后尿潴留108例临床观察[J].河北中医,2012,34(4):564.

[176] 赵耀东."温通针法"治疗小儿脑瘫30例临床观察[J].中医儿科杂志,2005,1(2):43.

[177] 郑俊江,郑俊朋.针灸治疗122例脑血管意外后遗偏瘫的临床观察[J].甘肃中医学院学报,1996(2):15.

[178] 郑魁山,郑俊江,陈跃来."烧山火"手法对家兔实验性类风湿性关节炎的研究[J].中国针灸,1995(增刊):16.

[179] 郑魁山.郑氏针灸全集[M].北京:人民卫生出版社,2000.

[180] 郑强霞,李立国.郑魁山教授"热补针法"治疗小儿上睑下垂的经验[J].中医儿科杂志,2006,2(3):1.

[181] 郑强霞,郑魁山."温通针法"对血管性痴呆模型大鼠脑组织中NO含量、NOS活性的影响[J].甘肃科技,2006,22(5):190.

[182] 钟亚,张宁群."烧山火"手法治疗痛经[J].中国针灸,1994(2):31.

[183] 周长山,孔德清,韩正勇."苍龟探穴"手法针刺极泉穴对脑卒中腕-手功能的影响[J].上海针灸杂志,2008,27(9):34.

[184] 周长山,吴祥林,刘裕民."苍龟探穴"手法针刺极泉对中风上肢功能的影响[J].上海针灸杂志,1992(2):14.

[185] 周海燕,杨洁,周奇志,等.传统针法"烧山火""透天凉"对阳虚热证模型家兔血清溶菌酶含量的影响[J].中华中医药学刊,2009,27(10):2235.

[186] 周毅,方晓丽.风池穴为主施以"温通针法"治疗偏头痛临床观察[J].亚太传统医药,2008,4(7):43.

[187] 朱晓平,文幸,李勇."苍龟探穴"手法治疗颈型颈椎病36例[J].中国临床康复,2006,10(15):162.

[188] 卓华."烧山火"手法治疗腰椎间盘突出症165例临床观察[J].天津中医药,2003,20(1):33.

[189] 邹建华."苍龟探穴"手法针刺率谷穴治疗偏头痛35例[J].中医药学刊,2005,23(4):723.

参考文献